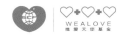

唯爱健康

"医"讲 懂

就

上海市住院医师
科普月月讲精选集

陆惠华 主编

邵 洁 郑玉英 武晓宇 副主编

上海市慈善基金会 组编

U0295440

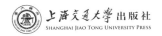

上海交通大学出版社
SHANGHAI JIAO TONG UNIVERSITY PRESS

内容提要

本书精选了 2014—2020 年"唯爱伴我行,上海市住院医师科普月月讲"年度大赛活动中的 66 篇一、二等奖获奖作品,涵盖全身各大系统,贯穿整个生命周期,内容涉及 24 个亚专科与 7 个中医项目,均与老百姓的健康息息相关。书中汇集了百姓最希望了解的常见病、多发病或容易忽视的疾病相关防治、康复方面的知识,包括一些与时俱进的生活技巧。

本书在叙述方面简单明了,通俗易懂,图文并茂。读者通过阅读,即可掌握疾病的"五早"——早预防、早发现、早诊断、早治疗及早康复的相关技巧,提升疾病自我管理的能力,提高健康素养。

图书在版编目(CIP)数据

唯爱健康"医"讲就懂/陆惠华主编.—上海:
上海交通大学出版社,2021.8

ISBN 978 - 7 - 313 - 25062 - 9

Ⅰ.①唯… Ⅱ.①陆… Ⅲ.①保健—文集 Ⅳ.
①R161 - 53

中国版本图书馆 CIP 数据核字(2021)第 117309 号

唯爱健康 "医"讲就懂
WEIAI JIANKANG YI JIANG JIU DONG

主   编:陆惠华
出版发行:上海交通大学出版社　　　地   址:上海市番禺路 951 号
邮政编码:200030　　　　　　　　　电   话:021 - 64071208
印   制:上海锦佳印刷有限公司　　　经   销:全国新华书店
开   本:880mm×1230mm　1/32　　印   张:10
字   数:249 千字
版   次:2021 年 8 月第 1 版　　　　印   次:2021 年 8 月第 1 次印刷
书   号:ISBN 978 - 7 - 313 - 25062 - 9
定   价:48.00 元

编委会

2014—2020"唯爱伴我行·上海市住院医师科普月月讲"决赛评审专家一览表

姓名	单位	参加年份
张鳌	原上海市政府参事、上海市科委副主任	2014、2015、2016、2017、2018、2019、2020
张勘	上海市卫健委科教处处长	2014、2015、2016、2018、2019、2020
王彤	上海市卫健委新闻宣传处处长（现任上海市卫健委健康促进处处长）	2014、2015、2016、2019、2020
郁增荣	上海市科普促进中心主任	2014、2015、2016、2017、2018、2019、2020
姚宗强	上海市慈善基金会副理事长	2014、2015、2016、2018、2019
徐雄心	上海市慈善基金会项目部部长	2014、2015、2016、2017、2018、2019
姚阿民	新民晚报社教卫部主任	2014、2016
江小青	上海广播电视台广播新闻中心副主任	2014
朱雯晴	上海市卫健委团委书记（现任上海市卫健委疾控中心办公室主任）	2016、2017、2018
唐琼	上海市卫健委健康促进处处长（现任上海市计生协会专职副会长）	2016、2017
王玲	上海市卫健委基层卫生处处长（现任市卫健委法规处处长）	2016
袁采	原上海市教育局局长、上海市关心下一代工作委员会主任	2017

姓　名	单　　位	参　加　年　份
金闽珠	原上海电视台党委书记兼台长	2017
蔡　端	复旦大学附属华山医院教授，上海市毕业后医学教育委员会住院医师规范化培训特聘专家	2017、2018、2019、2020
周　湘	海军军医大学第二附属医院（长征医院）教授，全科医学教研室主任	2017、2018、2019、2020
周　蓉	上海市卫健委科教处调研员	2017、2018、2019、2020
陆惠华	上海交通大学医学院附属仁济医院教授，主任医师，上海市毕业后医学教育委员会住院医师规范化培训特聘专家、专家组组长	2018、2019、2020
崔元起	上海市卫健委健康促进处副处长	2018
段佩浩	上海中医药大学附属普陀医院副院长	2020
田　红	上海市医师协会秘书长	2020
邵　洁	上海交通大学医学院附属瑞金医院临床医学院党总支书记	2014、2015、2016、2017、2018、2019、2020（评审主持人）
蒋　莹	上海交通大学医学院附属瑞金医院临床医学院职后办主任	2014、2015、2016、2017、2018、2019、2020（评审主持人）

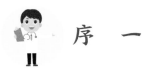

序 一

　　随着我国经济建设的发展和物质文化生活水平的提高，广大民众对健康的需求空前高涨。政府关注民生，中央制定的卫生工作纲领性文件——《"健康中国 2030"纲要》明确指出：要将工作的重点从治疗疾病转向促进民众的健康。健康促进的工作是一项全社会的系统工程，而医学科学知识的普及是这一工程中的关键部分。因此，从专业层面上来说，医务人员对此责无旁贷。

　　住院医师的规范化培训，不仅要让年轻的住院医生们在医疗技术方面得到全面的发展，更需要培养他们关注社会、关注民生，具有强烈的社会责任感和良好的医学人文情怀。因此，自 2010 年 7 月起，瑞金医院便组织了"住院医师月月讲"的科普活动，每月一次由住院医生组成团队，在医院的门诊大厅开展科普宣讲，向病员及家属宣传健康保健、防病治病的知识。2012 年底，在上海市卫生局（现上海市卫健委）、唯爱天使基金的支持下，由上海交通大学医学院附属瑞金医院牵头，联合复旦大学附属中山医院、上海交通大学医学院附属仁济医院、上海交通大学附属第六人民医院，启动了"唯爱伴我行，上海市住院医师科普月月讲"活动。这一活动在上海各医院引起了强烈反响，名医院纷纷要求参与进来。到 2020 年底，已有 29 家医院 30 支团队参与，累计举办讲座 1 959 场，现场受众人数超过 24 万人。这一项以住院医生为主力的医学科学普及活动得到了社会的广泛认可，2014 年曾获得上海市科普教育创新奖二等奖，2020 年被评为上海市科普教育优秀示范案例。一批年轻医生在服务社会的同时,也得到了锻炼成长,他们科普宣讲的作品也在这一项目的年度评选中纷纷获奖。

由上海市卫健委科教处发起,在健康科普促进中心、项目评审专家们的精心策划下,全市 25 家医院的教育管理专家和医疗专家组建了编委会,通过精心筛选,选取了近 7 年获得一、二等奖的 66 篇作品,编辑成《唯爱健康 "医"讲就懂》一书,将近期由上海交通大学出版社出版。

我得缘先睹书稿,见其中内容颇为丰富,不但通俗易懂,而且十分实用。医学科普作者既需要有扎实的医学基础,又需要有良好的表达能力和文字功底。年轻的医生们能写出这样优秀的科普文章着实不易,真是后生可畏! 当然,我知道每位住院医师的背后还有他们指导老师的辛劳。医学需要传承,指导年轻医生,也是高年资医生的责任,向各位指导老师致敬!

《唯爱健康 "医"讲就懂》既是此项活动的成果展示,也是优秀的医学科普作品,可读性甚强。医务人员可以从中学到医学科普文章的写作方法,广大民众更可从中获得医学知识,从而促进身心的健康,所以我很乐意在此向诸位读者推荐此书。

祝贺"唯爱伴我行,上海市住院医师科普月月讲"活动所取得的成就,祝贺《唯爱健康 "医"讲就懂》的出版。衷心希望这一活动能继续发扬光大,这本"精选集"能有第二集、第三集……

复旦大学上海医学院内科学教授

上海科普作家协会名誉理事长

2021 年 4 月

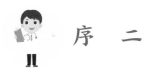

序 二

我们从先辈那儿继承了一种热切的渴望：寻找到统一的、能够解释一切现象的知识。

——［奥］埃尔温·薛定谔

对统计物理学做出巨大贡献、同时也是量子力学创始人之一的薛定谔（E. Schrdinger）曾忙里偷闲撰写过一本小册子，试图用统计物理学和量子力学的基本规律来通俗地阐述生命现象。这本名为《生命是什么》的小册子面世之后，不仅风靡生物学界，在物理学界也倍受欢迎。一个名叫沃森（J. Watson）的年轻人看到这本书之后，深受启发，并就此确定了自己的研究方向。1962 年，沃森和克里克（F. Crick）在分析遗传物质 DNA 时发现了双螺旋结构，并因此获得诺贝尔生理学或医学奖。这本科普小册子也就此成为一部极负盛名的生物物理学专著，薛定谔也由此以一名物理学家的身份被誉为生物物理学的鼻祖。

半个多世纪以来，这一则科学界的轶事一直为人津津乐道，颇具戏剧意味。其实，自古以来，中医先贤们也十分重视医学知识的传播，哪怕是对医学初学者也是如此。清代的陈修园就著有《医学实在易》《医学三字经》等普及性著作，把深奥的中医道理用极其生动的语言和精心编排的形式呈现在世人面前。其实，《黄帝内经》何尝不是一部经典的科普著作呀，黄帝作为一个医学爱好者的化身，与大医家岐伯通过精彩的对话，把深奥玄妙的生命智慧、医学之道变得那么的鲜活和富有启发性。从中，我至少得到了两点体会:一是无论对于从事哪一个学科的专业人士来说,生命科学都是具有极大吸引力的永恒主题。如果我们试图探求科学的终极目标,我们必然要将目光投向生命,并最终汇聚于人类这一承载宇宙间无穷奥秘的造物本身。二是知识的有效传播需要突破旧有的"正统"途径。如果只是由科学家们(常常是职业的)通过专门的科学杂志、专著、教科书以及大学里各种教育课程在本专业领域内进行传播,其交流往往只在有限的科学共同体内部进行,其结果将在科学与大众之间划下一条清晰的沟壑。

医学,是与每个人的生活最为密切相关的学科。对于这一最需要大众集体参与的知识传播而言,目前最缺少的恰恰是科学传播的主客体同一性。随着知识的不断扩容与信息获取途径的极大丰富,我们也越来越强烈地感受到,对于生命的认知和医学的实践,想要依靠个人或有限团体的力量去彻底掌握它,几乎是一件不可能的事情,我们需要做的是提供正确的方向以获取可靠的信息和材料,动员更多的人加入我们,一起尝试把各类已有的知识融会贯通起来,最终成为一个有机整体,在更大的群体乃至全社会形成共识。

这些"更多的人",首先是从事医学教育的老师与医学生们,还有忙碌在医疗系统各个专业领域内的医生、护士们,既包括现代医学的,也包括传统医学的。因为中医药作为中华文明的瑰宝,本身也有现代化和走向世界的新使命,这就需要做更多的普及工作,增进学科之间、行业内外的相互理解。"中华民族几千年都是靠中医药治病救人。特别是经过抗击新冠肺炎疫情、非典等重大传染病之后,我们对中医药的作用有了更深的认识。我们要发展中医药,注重用现代科学解读中医药学原理,走中西医结合的道路。"习近平总书记 2021 年 5 月 12 日在河南省南阳市考察医圣祠的讲话中无疑也为中医药的科学普及指明了方向。中西医的划分,着眼的是学科知识体系的差异,而在以"呵护生命,维护健康"为目标的旅途上,我们都是同路人。不仅应当守望相助,更应该在汇聚中深化对彼此的认知与了解,取长补短,携手共进,实现传统医学和现代医学的相互融合与创新发展,最终形成具有中国特色的"中国医学"。

这些"更多的人"还包括我们传播知识所面向的对象——大众。《"健康中国 2030"规划纲要》提出:"没有全民健康,就没有全面小康。"现代医学模式正在由以治病为中心向以健康为中心转变,实现这一新模式的关键力量并不在于我们的医生,而在于唤醒大众的"健康自觉",使每个人都成为自身健康的"第一责任人",并以主人翁的精神投入对医学的终身学习与实践之中。这一次的"唯爱伴我行,上海市住院医师科普月月讲"活动就是贯彻落实、落小、落细健康中国战略,促进全民健康的实际行动典范。在评选出的近百篇优秀案例中,既包括日常的疾病预防、养生保健,以及深入人心的中医"治未病"观念,也包括教群众如何"就医看病",方便群众诊疗,提高医患协同效率,还包括传播医学科学精神,促进医患互信,共建和谐社会。凡此种种,无一不体现了"医者仁心,健康所系,生命至上,讲究实用"的理念宗旨。医学应当、也正在成为大众日常生活的一部分,医学与公众之间并不存在边界。我想,这应该是医学传播所追求的最终目标,让医学成为每个人的医学,让追求健康成为每个人的自觉。

一件事,如果你不去做,它可能有两个结果,而一旦你去做了,最后结果就只有一个,你的参与将会直接干预事件的结果。因此,"如何做"是最重要的问题。这是"薛定谔的猫"所给予我的启示。数天前的几乎同一时刻,袁隆平院士与吴孟超院士相继辞世,引发了全社会乃至世界范围的悼念与追思。这两位院士,一位一辈子躬耕田野,以"禾下乘凉"为梦想,为解决老百姓的生存问题殚精竭虑;一位治病救人 78 年,96 岁高龄依旧坚持每周至少 2 台手术,为挽救患者的生命奋斗不息。他们以自己的实际行动为我们示范了如何做到"以祖国和人民需要为己任,以奉献祖国和人民为目标"。"生存"与"生命",这也正是我们所有医学人肩负的职责与使

序
二

命。"杏林春暖沐孤苦，黄叶扶疏育百花。"老一辈的言传身教，让我们看到了艰辛，更体会到了一种精神的伟大。

科技创新和科学普及是实现科技腾飞的两翼。习近平总书记曾经指出，科学研究和科学普及好比鸟之双翼、车之双轮，不可或缺、不可偏废。他多次强调，各级科协组织要进一步突出科普工作的大众性、基层性、基础性，让科普活动更多地走进社区、走进乡村，走进生产、走进生活。坚持把抓科普工作放在与抓科技创新同等重要的位置，支持科协、科研、教育等机构广泛开展科普宣传和教育活动，不断提高我国公民的科学素质，为实现到我们党成立100周年时进入创新型国家行列、到新中国成立100周年时建成科技强国的宏伟目标，奠定更为坚实的群众基础与社会基础。"唯爱伴我行，上海市住院医师科普月月讲"公益活动在爱心企业、医学院校、各级医院，尤其是一大批医学界老前辈们的共同呵护下，成为医学教育"上海故事"里一个"明星"品牌。我们有理由相信，只要我们齐心协力、持之以恒，未来更会为上海科创中心和"健康上海"建设征程增添一抹多彩亮色！

"生活的全部意义在于无穷地探索尚未知道的东西，在于不断地增加更多的知识。"这是法国小说家爱弥尔·左拉的一句名言，医学科普的意义想必也在于此。

职责重大，使命光荣，薪火相传，生生不息。

谨以此共勉。

胡鸿毅

上海市卫生健康委员会副主任
上海市中医药管理局副局长
中华中医药学会副会长，上海市中医药学会会长
《辞海》分科（中医卷）主编
2021年5月

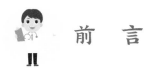 前　言

　　2012年底,在上海市卫生局(现上海市卫健委)的领导与组织下,在上海市慈善基金会唯爱天使基金的鼎力支持下,由上海交通大学医学院附属瑞金医院牵头,复旦大学附属中山医院、上海交通大学医学院附属仁济医院和上海交通大学附属第六人民医院共同参与,开启了"唯爱伴我行,上海市住院医师科普月月讲"公益活动。2014年起,获第一三共(中国)投资有限公司支持,活动参与者增加至12家医院;2018年起,又获得上海新成文教仪器有限公司支持,使参与医院由综合性医院为主扩大到专科医院;至2020年底,共有29家医院30个团队参与。

　　"唯爱伴我行,上海市住院医师科普月月讲"活动设立的初衷,是让处于规范化培训中的住院医师们通过科普讲座,巩固自身所学医学知识,锻炼科普演讲能力,同时拉近医患距离,让广大百姓真正感受到慈善关爱就在身边,提高防病、治病的健康素养。加强健康促进与教育,是提高全民健康水平最根本、最经济、最有效的措施之一,也是中医"大医治未病"理念的清晰表达。医务人员作为专业人士,在医学科普和教育工作中具有得天独厚的优势,也应该承担相应的社会责任。该活动慈善与科普有机结合,良性互动,青年医师在活动中进一步体会到慈善的巨大作用,用慈善将科普做得更好,相对应的科普教育也是一种良好的慈善践行方式,形成崇尚科学、尊重生命、关注健康的良好氛围,最终达到普惠全社会的目的。

截至 2020 年底,活动累计举办科普讲座 1959 场,受益人群逾 24 万,该项目 2014 年获上海市科普教育创新奖二等奖,2020 年被评为上海市科普教育优秀示范案例,已成为上海市乃至全国住院医师规范化培训与医学科普相结合的一个典范。

基于我国"健康中国 2030"国策实施的迫切需求,结合我们当前面对的新冠病毒肺炎全球大流行、抗"疫"大战的沉痛教训,全社会史无前例地重视和认可科普教育的重要性,也更凸显科普宣教是当代医师必备的技能与责无旁贷的社会责任。

连续多年的"唯爱伴我行,上海市住院医师科普月月讲"年度大奖赛积累了极其宝贵的科普资源,为此,在上海市卫健委的组织引领下,充满爱心、热心与热衷于科普教育的评审专家们,共同倡议将这份宝贵财富与时俱进,持续传递爱,让她的光和热发扬光大,更多地造福于民。恰逢中国共产党百年华诞,此书的出版,也是全体编者的一份深情献礼。该倡议在第一时间再次得到唯爱天使基金、第一三共(中国)投资有限公司及上海新成文教仪器有限公司的全力支持,从迅速立项到编写,住院医师、高级导师与教育管理部门积极响应,再到上海交通大学出版社编辑出版,无一不凝结着编写者、指导专家们的心血。以"医者仁心,健康所系,生命至上,讲究实用"为宗旨,切实做到易读、易懂、易操作,助力"健康中国2030"和"健康上海行动"的全面落实,于是就有了我们面前的这本上海市住院医师科普月月讲精选集——《唯爱健康 "医"讲就懂》。

本书的案例精选自 2014—2020 年"唯爱伴我行,上海市住院医师科普月月讲"年度大奖赛活动,作者是来自上海交通大学医学院、复旦大学上海医学院、同济大学医学院、中国人民解放军海军军医大学及上海中医药大学这 5 所高等医学院校的 25 家附属医院的 155 位参赛者。评审专家来自上海市卫健委、上海市慈善基金会、上海市医师协会、上海市科学技术委员会、上海市科普促进中心及新闻媒体等,共 22 位专家组成评审团。专家们不仅严谨、公平、公正、客观、科学地评审，更满腔热情地精辟点评、谆谆教导与指点迷津，住院医师们在此过程中受益匪浅。近 7 年累计评出一等奖 21 名、二等奖 46 名、三等奖 88 名。本书选取了一、二等奖获奖作品共计 66 篇，经所在医院高级专家及 7 位核心编委的指导，完善成这本医学科普精选集。

本书博采众长，通俗易懂，图文并茂。读者通过阅读，即可掌握疾病的早预防、早发现、早诊断、早治疗及早康复的相关技巧，以便不时之需。一书在手，犹如请了一位"家庭医学顾问"，随时可以参考、查阅，确是促进健康水平的良师益友。

在此，谨向为"唯爱伴我行，上海市住院医师科普月月讲"活动的顺利开展做出巨大贡献的三位老领导（左焕琛、杨秉辉、李宏为），持续关注和支持的前上海市卫健委党委书记黄红、上海市卫健委主任邬惊雷，历届高级评审团的专家，承办单位上海交通大学医学院附属瑞金医院及各参加单位，传承发扬"科普为民"的规范化培训住院医师、指导老师、医院教育管理者，以及本书编委会的每一位成员，致以诚挚感谢和崇高敬意！

上海交通大学医学院

附属仁济医院教授、主任医师

上海市毕业后医学教育委员会住院医师

规范化培训特聘专家、专家组组长

2021.5

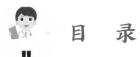

目 录

唯爱健康 「医」讲就懂

1 认识颈椎病

作　　者：梁　磊　住院医师
指导老师：袁　文　主任医师
单　　位：海军军医大学第二附属医院(长征医院)

| 症 状 | 颈痛,上肢麻木疼痛,步态不稳等 |
| 疾 病 | 颈椎病 |

精彩导读

　　近年来,颈椎病已经成为名副其实的常见病和多发病。老化退变的椎间盘,影响甚至压迫相邻的脊髓、神经根、血管、韧带等结构,并引发相应症状,最终导致颈椎病的产生。颈椎病是一种退行性疾病,科学的预防措施可以有效地延缓其发生。本文简要介绍了颈椎病的发病机制、临床表现、诊治要点和预防策略,以实现"全面认识颈椎病、科学防治颈椎病"的科普目标。

生活小剧场

　　一个周四的下午,小 C 先生带着他的岳父 T 先生来到骨科专家门诊。T 先生今年 65 岁,3 年前因为颈椎病做了手术,这次来复查。小 C 说,老岳父手术以后,手不麻了,走路也有力气了。不过,老人家身体恢复了,小 C 却发现一只胳膊又麻又痛。小 C 今年 39 岁,长期低头伏案工作。看了他的片子,医生说小 C 的颈椎看着可不像 39 岁,比老 T 先生的颈椎年轻不了几岁。年纪轻轻的小 C 怎么也会得颈椎病呢?

1 颈椎病,病从何来?

我们发现,在颈椎病的高危职业中,IT 从业人员(包括从事电子商务、文案工作以及美术平面设计等职业的人员)高居榜首,流水线作业人员、驾驶员、教师、财务人员等紧随其后。还有习惯躺着看书、看电视、打麻将、玩手机的"低头族",都是颈椎病的高发人群。

"低头族"的颈椎长时间处于一种僵化固定的前屈状态,这种姿势恰恰和颈椎前突的生理曲度相反。更重要的是,颈椎还时刻承担着它的"顶头上司"——头颅的重量。长期低头、颈椎负担过重,颈椎会发生什么变化呢?

颈椎的前半部分主要由椎体和中间的椎间盘构成。我们取其中一个结构单元来看,它的样子像一个汉堡,两片面包夹一块肉饼。同样,两个椎体与其中间的一个椎间盘也构成了颈椎的一个基本功能单位。如果我们把这样的几个"汉堡"叠加起来,就形成了我们常说的"颈椎"。颈椎模型上用数字标出的是椎体,位于两个椎体之间的就是椎间盘。

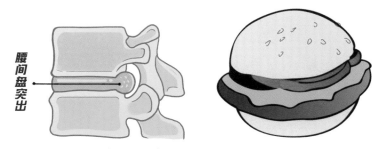

颈椎的基本结构单元:椎体 + 椎间盘,像一个汉堡

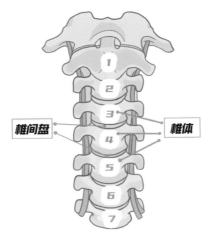

椎间盘 — 椎体

多个"汉堡"叠加,构成"颈椎"

　　"低头族"的颈椎长时间处于前屈等某些特定位置,日积月累,不仅使颈部肌肉和韧带长期处于不正常的受力状态,更主要的是造成颈椎间盘内的慢性损伤,而富含水分、相对"柔软"的椎间盘恰恰就是不良姿势反复作用并最先被突破的"软肋"。老化、退变的椎间盘影响甚至压迫相邻的脊髓、神经根、血管、韧带等结构,引发相应症状,最终导致颈椎病。

② 颈椎病有哪些表现?

　　颈椎病的诊断需要到医院就诊,由脊柱外科专科医师做出诊断。很多朋友把是否颈痛当作判断颈椎病的"金标准",认为"脖子不舒服就是颈椎病"或"只有存在脖子不舒服才是颈椎病",其实不然。反复颈痛,容易"落枕"以及随之而来的颈后部酸胀、僵硬感,颈椎活动受限,"弹响"等情况,确实是颈椎病的主要症状之一,但单纯的颈部不适大多是由颈肩部肌肉劳损所致。这类表现一般被看作是颈椎病的早期症状和"预警信号"。

　　颈椎病所影响的颈髓是中枢神经的重要组成部分,其受压受损后引起上肢、手指麻木无力,握笔、用筷子不灵活,下肢无力、行走不稳、"踩棉花"感等颈椎病的典型症状。我们切不可只关注颈部症状,忽视四肢症状,陷入"头痛医头、脚痛医脚"的误区。值得一提的是,头晕、头昏、头痛等交感神经症状并不是颈椎病的典型症状,就诊时一定要与神经内科、耳鼻喉科等相关疾病进行鉴别。

颈椎病的临床诊断一般是症状、体征和影像学表现都符合相应标准才能做出相应诊断,三者缺一不可。症状主要来自患者的描述,而对体征和影像学的研判则基本来自专科医生进行的查体和读片。因此,作为颈椎病的潜在患者,既不要过度紧张,轻易给自己戴上颈椎病的帽子;也不要先入为主,盲目自信地认为自己的颈椎没有什么问题。

③ 颈椎病如何诊治?

诊断颈椎病,除了前面讲到的症状和体征,最重要的是影像学资料。一般而言,通过 X 线片和核磁共振(MRI)检查就可以做出基本诊断并指导治疗,必要时加做 CT 进行补充。X 线片是最基本的影像学检查。通过 X 线片可以评估颈椎的退变情况,对是否存在颈椎病做出初步判断,还有助于对发育畸形、强直性脊柱炎等相关疾病进行鉴别。

颈椎病并非不治之症。保守治疗包括颈部制动、放松肌肉、适度纠正不良曲度、改善循环、促进水肿及炎症性物质吸收、营养神经等。局部加热等物理疗法对颈椎曲度不良、肌肉紧张劳损造成的局部炎性疼痛等症状的治疗效果明显且简便易行。经保守治疗无效或有明显脊髓及神经压迫症状者,可考虑手术治疗。

④ 颈椎病怎样预防?

说来说去,大家最关心的还是如何预防颈椎病。特别是中青年人,如果意识到颈椎病的危害并及时采取一些措施,就能将其发病时间尽量推迟。最理想的预防办法是纠正不良姿势和习惯,同时进行科学的运动锻炼。首先,减少伏案低头的时间。连续工作时间不宜过长,定时改变头颈部的位置,避免长期保持同一个姿势。调整桌面(或工作台)的高度与倾斜度,使头、颈、胸部保持正常的生理曲线。其次,注意劳逸结合,根据自身情况制订科学的功能锻炼方案,进行一些针对性锻炼。在体育运动方面我们推荐的运动是游泳,特别是蛙泳。

回到小 C 先生的故事,经过全面检查,小 C 被诊断为神经根型颈椎病。根据颈椎病的诊疗原则,医生建议他先采取保守治疗的方法:一是纠正不良的工作生活习惯,简单地说就是少低头,减少对神经根的刺激;二是辅以一些抗炎镇痛、营养神经的药物对症治疗,同时避免颈椎过度活动,定期复查,随访观察。如果病情进一步发展,保守治疗效果不明显,再考虑手术治疗。

WE ALOVE
唯爱天使基金

2 大便带血，莫慌张、莫轻视

2014 年
二等奖

作　　者：张亚杰　住院医师

指导老师：蒋　莹　主任医师

单　　位：上海交通大学医学院附属瑞金医院

症　状　大便带血

疾　病　大肠癌、痔疮

 精彩导读

> 大便带血是生活中困扰很多人的一个疾病症状。不同颜色、性状的大便带血可能提示患有不一样的疾病，既可能是痔疮这一类常见的肛门部位良性疾病，也可能是目前越来越高发的大肠癌等恶性疾病。当出现大便带血的症状时，我们如何才能做到不慌张、不忽视，并且从容应对呢？本文通过两例大便带血患者的具体诊治经过，介绍了大便带血的不同症状，以及如何通过病史和检查，尽早查明病因，明确诊断，及时进行对应治疗和相应预防保健的知识。

生 活 小 剧 场

　　江女士是一位中年妇女，经常有便后滴血的现象，但她并没有重视。在一次大便的时候，大量鲜血喷射而出，江女士差点昏倒在厕所里，于是怀疑自己得了大肠癌，担心不已。后来在家人的陪同下来到医院检查，被证实得了比较严重的痔疮。

说到大便带血，很多人都会很紧张。那么究竟什么是大便带血，用最简单的语言解释就是血液从肛门排出。排出的血液可以是单独滴下来的，也可以是与大便混合的，还有可能混杂有黏液、胶冻等情况。不管是哪种状况的大便带血，只要出现了便血，就给我们的身体提出了一个红色的警示，因为正常的大便是不会带血的。首先，大便带血有哪些特征？第一个特征就是颜色，除了大家都熟悉的鲜红色血便外，还有暗红色的脓血、黏液血便以及像柏油一样的黑便，甚至还有看上去正常的隐血便。其次，不同颜色的大便带血可能提示患有不同的疾病：如引起鲜血便的可能有痔疮或肛裂；而出现脓血、黏液血便，提示可能有大肠癌、溃疡性结肠炎等；黑便对应的有胃、十二指肠溃疡出血；一些溃疡、炎症或肿瘤早期筛查可以出现隐血便。以上这些疾病都可能表现为大便带血，既可能是痔疮这一类常见的肛门部良性疾病，也可能是目前越来越高发的大肠癌等恶性疾病。大多数人患的还是痔疮这一类的良性疾病。那么，当出现大便带血的症状时，如何能做到不慌张、不忽视，并且从容应对呢？

相信大家对痔疮都不陌生，痔疮在我国发病率很高，民间有"十男九痔、十女十痔"的说法。根据痔疮位置可分为内痔、外痔和混合痔。痔疮最主要的临床表现就是便血，特点是便后鲜血、便时滴血或如厕后手纸上带血。当痔疮严重时，还会有疼痛、肛门部肿物脱出等症状。那么哪些人容易得痔疮呢？可以概括为四个"族"：①办公族。白领们久坐于办公室，肛门部静脉血液回流障

从颜色区分便血：

鲜血便　　脓血/黏液血便　　黑便　　隐血便

不同颜色的大便带血

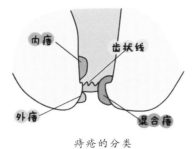

痔疮的分类

碍,精神压力导致排便紊乱,是痔疮的高发人群。②久厕族。排便时看报、看手机,排便时间延长,促使肛门部血液淤积不畅,引起痔疮。③重口味族。那些辛辣刺激食物给你带来倍爽感觉的同时,也导致了直肠黏膜水肿,加重痔疮。④怀孕一族。随着胎儿越来越大,压迫孕妇盆腔静脉,诱发痔疮。

了解了上述痔疮的高发人群及病因,生活中可以通过避免久坐、注意饮食、保持肛门清洁、养成定期排便习惯、注意孕期保健、平时做做提肛运动等措施预防痔疮的发生。

当然,即使有很多预防措施,仍然有很多人会得痔疮,一旦得了痔疮应该怎么办?一定要去医院进行正规诊断,不要随便买点药膏涂抹就了事。肛门指检和肠镜检查在诊断痔疮的同时,还可以排除肠癌等恶性疾病,以免漏诊。

关于痔疮的治疗有以下几个要点:①无症状的痔疮,不需要药物和手术治疗,注意遵循健康的生活、饮食方式。②绝大部分轻型痔疮,可以通过局部用药＋口服药物来治疗。③对保守治疗无效、大量便血或痔疮脱出严重等重度痔疮,可以去正规的医院手术治疗。

是不是所有的人出现大便带血都只是得了痔疮那么简单呢?让我们再来听听王女士的故事。同样是一位中年妇女,王女士平时饱受便秘的困扰,近半年来逐渐加重,有时甚至会出现大便带血的情况,可是王女士没有太在意。某一天,王女士出现了明显的贫血、腹痛、腹胀,并且停止了排气、排便,她去医院急诊检查,竟然发现患了结肠癌,并由此导致了肠梗阻。

因此,当遇到大便带血时,不要忽视像大肠癌这样的恶性疾病。大肠癌目前在我国处于高发状态，在上海市肿瘤发病率中占第二位。便血占到了大肠癌所有症状的 $80\%\sim90\%$，它的特点是血液、黏液与大便相混合。除了大便带血以外，大肠癌还有腹痛、腹胀、贫血、排便习惯改变及肛门坠胀等症状。

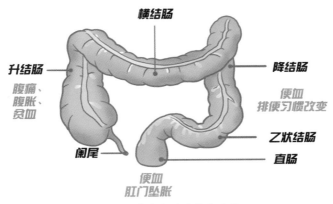

横结肠

升结肠
腹痛、
腹胀、
贫血

降结肠
便血
排便习惯改变

乙状结肠

阑尾

直肠

便血
肛门坠胀

不同位置的大肠癌临床症状

　　哪些人是大肠癌的高危人群呢？大肠癌的高危人群有以下四类：①40 岁以上的便血、黏液便及腹痛人群；②直系亲属有大肠癌、大肠息肉病史者；③有腺瘤、溃疡性结肠炎等癌前病变的患者；④受过精神刺激的患者。以上高危人群应该在 40 岁左右或更早进行大肠癌筛查。筛查的项目包括大便隐血、肛门指检及结肠镜检查，对高危人群及时进行筛查和体检非常重要。

　　那么，一旦筛查或检查出大肠癌了应该怎么办呢？把握三个原则：①尽早治疗。越早治疗，肿瘤的预后越好，早期肿瘤的 5 年生存率可以高达 90%，晚期只有 10%；②规范化治疗。随着现阶段医学科技的发展，大肠癌必须行规范化和综合化治疗；③定期复查。要按照医生制定的复查时间定期、规范地复查。

　　对于恶性肿瘤来说，预防的作用永远大于治疗，对于大肠癌也可以采取一些措施来预防。多年来，对大肠癌发病机制的研究发现,大肠癌与饮食密切相关。低脂、高纤维饮食可以降低大肠癌的发病率,因此要注意合理的饮食结构;多运动可以促进消化和排便,保持良好的排便习惯,减少毒素的吸收;及时治疗肠息肉、溃疡这些有可能慢慢转变为癌的病灶,将肿瘤扼杀在摇篮中。

以上是与便血密切相关的两个疾病——痔疮和大肠癌,还有其他一些疾病,如溃疡性结肠炎、胃十二指肠溃疡等,都可以引起大便带血。

总结一下,我们在发现大便带血特别是首次出现大便带血时如何才能不慌张,不忽视:①及时发现,平时多注意马桶内大便的颜色和性状,不要错过大便带血的症状;②放松心态,当出现大便带血的时候不要慌张,因为大多数是良性疾病;③及时诊断,排除恶性疾病;④及时治疗恶性疾病或症状严重的良性疾病,快速康复。

2014 年
一等奖

3 蛀牙那点事

作　　者：柯国峰　住院医师
指导老师：陈海燕　副主任医师
单　　位：复旦大学附属中山医院

症 状　牙发黑,酸痛,牙洞

诊 断　龋病(蛀牙)

 精彩导读

> 蛀牙是发病率最高的口腔疾病,但很多人却不知道蛀牙究竟是如何形成的,有没有预防的好办法。生活中我们该怎么发现蛀牙,又该如何预防蛀牙呢?本文将为您讲述蛀牙形成的来龙去脉,并奉上三张王牌,让您在 80 岁时仍有一口好牙。

　　龋病,如果你感觉生涩,它还有一个大家熟悉的名字——蛀牙。没错,就是大家往往觉得不是什么病的蛀牙,却和肿瘤以及心血管疾病一同被世界卫生组织列为人类最需要防治的三大疾病。

1 什么是龋病?

　　龋病是发病率最高的口腔疾病,35~44 岁中年人龋病患病率为 88.1%,平均每个人有 4.5 颗蛀牙!

　　"牙齿是人体最坚硬的组织!"或许是因为这句话的庇护,人们

唯爱健康

「医」讲就懂

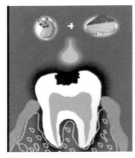

口腔里的食物残渣和细菌
产生酸性物质侵蚀牙齿

开始任性了！总觉得牙齿不需要特别的关心和重视，人们一旦忽略，口腔里的食物残渣和细菌便开始了"爱情长跑"！时间一久，它俩就有了"爱情的结晶"——酸！酸会慢慢地侵蚀牙齿，形成龋病（蛀牙）。

2 所有人都想有一口好牙，有没有简单易行的方法保护我们的牙齿呢？

有！我们早晨习惯于用闹铃提醒自己起床，其实在我们的身体上也设置了很多闹铃，在生病的时候提醒你去看医生，牙齿也不例外。

如果有一天，你照镜子发现自己的牙齿有点黑，那是酸腐蚀牙齿的初期，酸让牙齿表面粗糙，所以会有色素沉积。这就是一个闹钟，它在暗示你：你开始蛀牙了！

如果有一天，你吃甜食或者冷食时会感觉一阵莫名的酸疼，这酸疼也是一个闹钟，它在暗示你：你的蛀牙加深了！

如果有一天，你发现自己吃的食物总是塞在牙洞里，而且伴随一阵疼痛，这又是一个闹钟，它在告诉你：你的蛀牙已经很深，再不补牙可能就晚了。

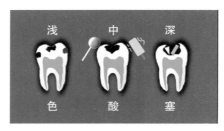

浅龋-中龋-深龋

如果前面 3 个闹钟没有让你警醒,终于有一天,你的牙疼了,疼得睡不着,这是一个超级闹钟,它在警告你:蛀牙已经穿通牙齿,细菌感染了牙神经,你真的必须去看牙医了。

如果在第一个闹钟响起时就去关心一下我们的牙齿,那么只要花很少的时间、精力和金钱就可以保护一口好牙!

3 保护牙齿三张王牌

2001 年世界卫生组织正式提出"8020"计划——即民众到了80 岁,仍然要保有 20 颗完好的牙齿,方可称为"一口好牙"。日防夜防,蛀牙难防。保留 20 颗牙齿的任务艰巨,但还是有三张王牌可以保护我们的牙齿:

第一张王牌:饮食习惯。白天我们的口腔一直在运动,它有强大的自洁作用,所以白天让我们纵享美食;但是,以刷牙为界,刷牙之后就不要吃东西了,这张王牌可以切断细菌的"粮草通道"。

第二张王牌:定期检查。许多蛀牙藏身隐秘,而且蛀牙从发生到形成需要 1.5~2 年,所以一定要养成每半年到一年定期检查一次的习惯,这张王牌可以切断防不胜防的蛀牙。

第三张王牌:刷牙。虽然大家都在刷牙,但是很少人真正掌握准确的方法,所以今天我推荐巴斯(Bass)刷牙法,它可以有效地清洗牙间隙和龈沟内的食物残渣。巴斯刷牙三分钟,这张王牌,可以让细菌"弹尽粮绝"!

巴斯刷牙法又称龈沟清扫法或水平颤动法,是最有效去除龈缘附近及龈沟内菌斑的方法。选择软毛牙刷,将牙刷与牙长轴呈45°角指向根尖方向(上颌牙向上,下颌牙向下)。使刷毛一部分进入龈沟,并尽可能伸入邻间隙内,用轻柔的压力,使刷毛在原位作前后方向短距离的水平颤动 4~5 次。颤动时牙刷移动仅约1 mm,每次刷 2~3 个牙再将牙刷移到下一组牙,注意重叠放置。

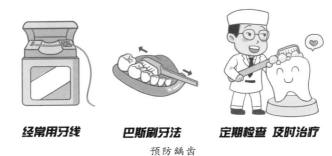

经常用牙线　　巴斯刷牙法　　定期检查 及时治疗

预防龋齿

三张王牌,招招有效,持之以恒地预防蛀牙!

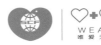

4 时间就是大脑——"中风"急救黄金6小时

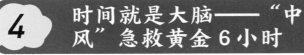

2015年
一等奖

作　　者：吴　斐　住院医师

指导老师：陈　坚　副主任医师

单　　位：复旦大学附属华山医院

关键词 中风，急救，时间，识别

 精彩导读

"中风"，医学上称之为"脑卒中"，是指由于脑血管堵塞或破裂所导致的脑功能障碍，患者会出现一侧手脚活动不灵活、言语含糊、行走不稳等症状。脑卒中危害巨大，致残率高达75%，给患者的家庭和社会带来了沉重负担。早期识别脑卒中，在黄金救治时间6小时内送往医院尽早接受治疗，可大大改善患者恢复的程度。本文将从如何快速识别脑卒中、如何牢记脑卒中患者发病的关键信息点、上海市脑卒中急救地图以及脑卒中急性期治疗展开讲述。

生活小剧场

这是发生在一个普通家庭中的一幕，儿子回家探望母亲，高兴的母亲忙着准备各种吃的。谁料想，正说着话端着蛋糕走向儿子的母亲，突然说不出话了，蛋糕"啪"的一声掉落在地上，人也摔倒在地，右边的手脚也动不了了，儿子惊慌失措，跑过去哭喊着："妈，您这是怎么啦？"

唯爱健康 「医」讲就懂

1 日常生活中，如何快速识别脑卒中呢？

FAST 是一个英文单词，中文就是"快速"的意思，组成 FAST 的四个字母"F、A、S、T"，就代表了脑卒中识别的 4 个关键因素。

F——"Face"，脸。笑一笑，看看是不是有口角歪斜。

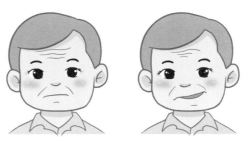

笑一笑，看看是不是有口角歪斜

A——"Arm"，手臂。抬抬手，看看是否可以活动。具体来说，可以让患者把两只手臂平举，看能不能举到相同的高度。如果可以举到相同高度，就进一步观察两侧的手臂可不可以坚持 10 秒钟；如果有一侧手臂不能上抬或是提前掉下来了，那就需要引起重视。除了手臂以外，家属还可以观察一下患者行走的时候有没有拖步，或者不能独立行走，这些都需要引起重视。

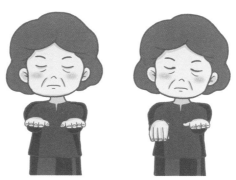

抬起手臂，看看是否可以平举到相同的高度

S——"Speech"，说话。说一说，看看患者是否有说话"大舌头"，或者完全说不出话，与他/她交流没有任何反应，或者答非所问。

T——"Time"，时间。出现上述三种症状的任何一种，立即送往医院。切记，发病6小时内是黄金治疗时间窗！

② 快速识别疑似脑卒中患者后，家属需要牢记三点发病相关信息

第一，牢记发病时间。看一下身边的手表、手机，记下发病的时间，需要精确到几点几分。准确的发病时间有助于急诊医生快速判定患者是否还处在黄金治疗时间窗内。

第二，牢记目前使用的药物和既往病史。在等待救护车到来和转运的过程中，家属可以抓紧时间整理一下患者的既往病历资料，比如目前正在服用药物的药盒、最近几次住院的出院小结、最近拍过的片子等，一并带上，可以给急诊医生提供非常有价值的信息。在脑卒中急性期的治疗中，医生会特别关注药物的使用情况以及既往是否发生过脑卒中等事件。

第三，牢记送往离家最近的卒中中心。脑细胞是全身最为娇弱的细胞，缺血、缺氧6分钟，脑细胞就会发生不可逆的死亡。为此，在发现患者疑似卒中时，家属应该争分夺秒，以最快的速度将患者送至离家最近的卒中中心。2020年10月29日，在第15个世界卒中日前夕，上海市脑卒中预防与救治服务体系对上海市脑卒中急救地图进行了更新。目前，上海共计有54家医疗机构具有一定的急性脑卒中急救能力和较高的急救质量。

③ 急性脑卒中的治疗为什么那么强调时间呢？

疑似脑卒中患者送往医院后，需要进行头颅CT检查评估是缺血性脑卒中还是出血性脑卒中，因为两者的治疗完全不一样。

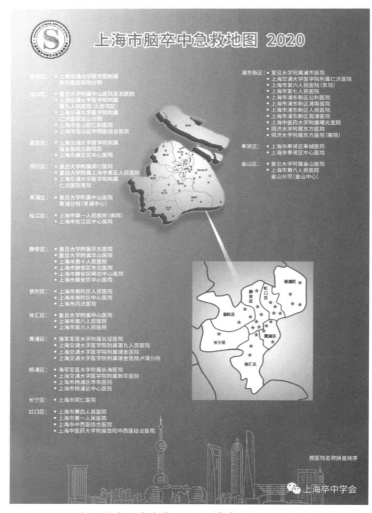

2020年上海市脑卒中急救地图（参考自上海卒中学会）

出血性脑卒中的治疗主要包括：卧床休息、控制血压、改善脑水肿，必要时手术治疗。缺血性脑卒中的治疗，则需要结合患者的发病时间窗来决定。目前，最为积极有效的缺血性脑卒中急性期的治疗方法是静脉溶栓和动脉取栓。

（1）静脉溶栓，指采用静脉输注溶栓药物溶解堵住血管的血栓，从而恢复脑组织的血流。目前临床最为常用的溶栓药物为阿替普酶，但只能用于发病4～5小时内的患者。越早接受静脉溶栓治疗的效果越好。当然，并非所有的患者都适合接受静脉溶栓治疗，需要专业的医生进行评估。

（2）动脉取栓，指对于存在大血管闭塞的患者，采用微创手术的方法把堵住血管的血栓取出来，从而恢复脑血流灌注。既往只有发病6小时内的患者有机会动脉取栓，目前利用先进的影像学技术，动脉取栓的时间窗已扩展至发病24小时内。同静脉溶栓一样，动脉取栓也需要专业的医生进行评估，同样也是越早接受治疗效果越好！

脑卒中可防可治，让我们每个人都牢记"FAST"，尽早识别脑卒中，牢记脑卒中急救地图，牢记发病时间，牢记目前用药！愿所有的脑卒中患者都能接受及时有效的治疗。发现早一点，送医早一点，治疗早一点，恢复好得不止一点点！

5 体检发现甲状腺结节怎么办？

2015年

作　　者：刘子毓　住院医师

指导老师：周　翊　主任医师

单　　位：海军军医大学第二附属医院（长征医院）

关键词 甲状腺结节

精彩导读

　　近些年，随着人们健康意识的增强以及体检的普及，甲状腺结节的检出率逐渐升高，"结节"在身边很常见，很多人谈"结"色变。本文告诉大家，大多数甲状腺结节都是良性的，遇上结节莫慌张。即便是恶性结节，如能早发现、早诊断、早治疗，也不会影响您的健康生活。

生活小剧场

　　随着大家对健康体检的重视，很多人检查后发现了甲状腺上有结节，李阿姨就是其中的一位。那么到底什么是甲状腺结节？甲状腺结节就是甲状腺癌吗？发现了结节该怎么办呢？

　　说起甲状腺结节，首先要了解甲状腺是什么、长在哪里、有什么功能。甲状腺是一个十分重要的内分泌器官，长在我们脖子的正中，外形就像一只蝴蝶。它像铠甲一样守护着我们的气管，所以

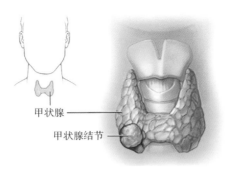

甲状腺像铠甲一样守护着我们的气管

叫甲状腺,负责生产甲状腺激素。

甲状腺每分每秒都在分泌甲状腺素,没日没夜地干活,长此以往,难免会出问题,结节就是问题之一。甲状腺结节通俗地讲就是甲状腺里面结构异常的团块,就像我们的脸上会长痘子、斑点一样,甲状腺也会产生瑕疵。那为什么以前很少听说这个毛病,而现在却越来越多见呢?原因主要有两点,一是人们对健康体检的重视,越来越关注甲状腺这个器官;二是以往体检医生多是用手摸甲状腺,这样只能发现 1 cm 以上的结节,现在多采用超声检查,能让那些更小的结节现出原形。

① **甲状腺激素在我们体内发挥着什么神奇的功效呢**?

(1)促进能量代谢,产热,帮助我们适应环境温度的变化。

(2)帮助我们调节蛋白质、脂肪和糖的代谢。

(3)甲状腺激素是小孩子身高和智力发育必不可少的物质。

(4)对于成人而言,甲状腺激素多,会喜怒无常;甲状腺激素少,会反应迟钝。

由此可见,甲状腺激素不仅关乎我们的健康,还影响我们的智商和颜值。

② **如果甲状腺查出了结节该怎么办**?

答案就一句话:"辨别良恶性。"在这里先给大家吃一粒"定心丸",95％的甲状腺结节都是良性,只有 5％是恶性的。

"辨别良恶性"说起来容易做起来难,难就难在必须依靠医生的"火眼金睛"来识别。首先,找专科医生就诊,一般来说经验老到的超声科医生判断结节良恶性的准确率高达 90％以上,同时要抽血化验甲状腺功能,就是看甲状腺有没有正常工作;其次,如果做完 B 超检查还有所纠结,可以再做甲状腺穿刺活检,用细针抽取一些结节的细胞,在显微镜下观察有没有恶性细胞,一般都可以得出定论。

3 拿到超声报告后该如何解读呢?

面对甲状腺结节这样的"佛系敌人",对抗不必过激。结节一般可以分为以下 3 种:

(1)良性小结节。报告一般这样描述:"结节形态规则,边界清晰,或有粗大钙化等",多数患者是这种情况。针对这类结节大可放心,基本属于天空飘来五个字"这都不是事",不用吃药、不用开刀,也没有特殊的注意事项,唯一需要做的就是每半年至一年复查一次超声。

(2)"晋级了"的良性结节。比如有些结节长得太大了,外表看起来脖子很粗,影响美观,或者压迫气管,造成呼吸困难,或者合并甲亢或甲减,扰乱甲状腺的正常功能,这些情况就需要治疗了,比如手术切除、射频消融,或者用药物纠正功能,但因这种结节本质上还是良性的,所以手术要慎重考虑。

(3)恶性结节。定义恶性,不是看结节的大小,而是看它的本质。一般超声报告是这样描述的:"结节形态不规则,边界不清,可见细小钙化等",就算你拿到了这样一张报告单,也先别急着掉眼泪。甲状腺癌一般都不会给人判死刑的,因为它的侵袭和转移都很温和,进展很慢,早期手术,治疗的效果非常好。

甲状腺结节虽然不用过于担心,但也不可以掉以轻心。定期体检,定期复查,需要时及早治疗,一般都不会影响您的健康生活。

6 老年髋部骨折是否需要手术？

2015 年 一等奖

作　　者：章乐成　住院医师

指导老师：陈云丰　主任医师

单　　位：上海交通大学附属第六人民医院

症状　跌倒，疼痛，无法活动及行走

疾病　髋部骨折

 精彩导读

老年人骨质疏松往往较严重，即使很轻的外伤也容易引起骨折。髋部骨折是老年患者非常致命的疾病，家庭中的老人一旦发生这样的事情，家属往往手足无措。本文介绍了老年髋部骨折的严重性和并发症，并教大家选择髋部骨折的最佳治疗方案。

生活小剧场

俗话说得好，"家有一老，如有一宝"，随着老龄化社会的到来，老年人，尤其是高龄老人尤多，然而"宝物"往往也都很脆弱，需要悉心照顾和保护，稍有不慎他们就容易受伤、发生骨折。老年人一旦发生骨折，尤其是在髋部等重要部位，会给生命带来极大风险，有人将髋部骨折描述为"人生最后一次骨折"，那么髋部骨折的危害有多大？我们又该如何应对呢？

说到骨折,很多人会联想到交通事故、地震塌方、高处坠落等。的确,年轻人骨折大多是这些原因。老年人由于有比较严重的骨质疏松,用俗话说就是骨头变薄、变脆,一不小心椅子坐空、平地走路时滑倒或绊倒、从床上或座椅上跌下来,都可能造成骨折。老年骨质疏松性骨折最容易发生的部位就是髋部。之所以有人说老年髋部骨折是"人生中最后一次骨折",其实骨折本身并不可怕,是因为髋部骨折之后的并发症往往非常致命。

一旦发生髋部骨折,医生常规的建议是手术治疗,但是由于老年人体弱多病,尤其是高龄老人,往往合并糖尿病、高血压、老慢支等多种慢病,手术风险较正常人明显更高。医生会把决定权留给患者和家属,那么作为家人,应该如何选择呢?

我们先来看看如果选择保守治疗会有哪些问题?

(1)卧床时间长,护理难度大。髋部骨折需要长时间卧床牵引治疗,俗话说,伤筋动骨一百天,髋部骨折愈合往往需要 3~6 个月,也就意味着患者需要长时间地卧床,吃饭、大小便都需要在床上完成,其护理难度可想而知。

(2)保守治疗效果欠佳,致残率高。由于髋部骨折无法良好地复位及石膏固定,髋部骨折后往往很难再恢复原有活动水平,超过 40% 的患者无法独立站立行走,20% 的患者仅能坐轮椅。

(3)老年人长时间卧床并发症较多,甚至可致死。髋部骨折后患者因疼痛不敢活动,不敢翻身,常出现皮肤压力性损伤(压疮);因惧怕排便、排尿引起的疼痛,有意无意地减少食物和水分的摄入,易出现泌尿系感染;因为不敢深呼吸和咳嗽,容易出现坠积性肺炎。更严重的,由于下肢长时间不活动,形成下肢深静脉血栓,栓子一旦脱落,常引起肺栓塞,很可能致命。

据统计,老年髋部骨折如果选择保守治疗,一年病死率超过 50%。也就是说,如果选择保守治疗,可能有超过 50% 的患者无法生存超过 1 年的时间……

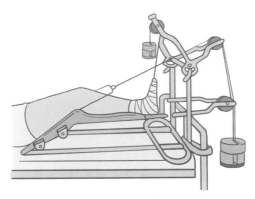

髋部骨折下肢牵引

这样来看,手术治疗的好处就显而易见了。手术治疗可以早期下床活动,减少卧床并发症,风险可控,因此,对于老年髋部骨折的患者,如果尚有手术机会和条件,应该优选手术治疗。

大家一定想知道,手术就一定安全吗?

手术毕竟是一项具有风险的操作,老年人各个器官和系统都发生退变,比年轻人的风险更大。因此,骨科医生和麻醉医生对能否手术有一定的评估标准,简单来说,至少需要达到以下几个基本条件:

(1)半年内没有急性心肌梗死,心功能控制稳定,没有严重的心律失常。

(2)6周内没有急性脑梗死、脑缺血的发作。

(3)急性呼吸道感染控制2周以上。

(4)高血压、糖尿病的患者将血压控制在160/100 mmHg以下,空腹血糖8~11 mmol/L。

因此,只要没有严重的心脑血管基础疾病,营养状况良好,血压、血糖控制在合理范围内,那么手术的获益就会大于弊端。但需注意,老年人即使符合以上条件,手术创伤也容易引发并发症。

一旦选择手术治疗,家属最为关心的问题是住院需要多久、什么时候拆线、什么时候下地、什么时候能恢复自主行走。一般来说,手术的黄金时间是伤后 24～72 小时,住院时间在 1 周左右;术后 2 周拆线;术后 1 周左右用助行器/拐杖保护可下地行走,3 个月至半年可以完全负重。

随着医疗技术的进步,越来越多的老年髋部骨折患者可以从手术治疗中获益,避免卧床并发症,恢复到原有的活动能力,得以颐养天年。但是,仍然有一部分患者,我们并不建议手术治疗,比如,患者在受伤之前的活动能力就很低下,如偏瘫在床、无法下地的患者,即使手术也不能恢复行走。另外就是基础疾病较多、较重,无法达到手术的基础安全标准的患者,这一类老年人手术治疗的弊大于利。那么,卧床保守治疗就成了唯一的治疗方案。但是,保守治疗并不意味着不治疗,作为家属,要悉心照顾老人家,加强护理,尽量减少卧床并发症,尽可能减少老年人的痛苦。

总之,老年人髋部骨折虽然被称为"人生中最后一次骨折",但是只要在专业医生指导下,为老人家选择正确的治疗方案,就能取得良好的治疗效果。最后,告诉大家一句话:预防就是最好的治疗,没有跌倒,就没有骨折!

小贴士

1. 什么是髋部骨折?

所谓髋部骨折,是按照骨折发生的大体部位定义的,基本上分两大类,即股骨颈骨折和股骨粗隆(转子部)骨折。

2. 什么是下肢深静脉血栓?

由于多种原因导致血液在下肢深静脉系统中凝固形成血栓,称为下肢深静脉血栓形成。其常见原因有 3 种:①长期卧床不活动使得静脉血流减慢,这是诱发下肢深静脉血栓形成最主要的机理。②静脉内膜损伤:各种创伤、骨折等,可引

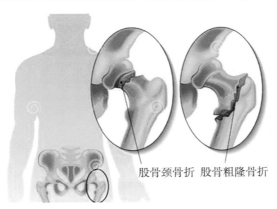

股骨颈骨折　股骨粗隆骨折

髋部骨折示意图

起静脉血管壁及内膜损伤,造成血液容易在局部凝结。③血液高凝状态：高凝状态的原因有创伤、休克、手术、肿瘤、长期使用雌激素、怀孕等。老年髋部骨折后,上述3种原因均可出现,再加上饮水少、血液浓缩,而且老年人常伴有高血压、高血脂、糖尿病等慢性基础病,血管条件不好,静脉血液更容易在下肢深静脉血管内凝结,引起下肢肿胀、疼痛等,而且最大的风险在于血栓脱落可能引起肺栓塞,一旦发生,可能引发猝死其病死率达10%,是仅次于恶性肿瘤和心肌梗死的第三大杀手。因此,对具有高危因素的患者,要采取综合预防措施。如患者在术前与术后应采取必要的药物预防措施。鼓励患者的足和趾经常主动活动,并多做深呼吸及咳嗽动作。尽可能早期下床活动,必要时下肢穿医用弹力长袜。

7 发现肺部小结节怎么办?

作　　者：李　钊　住院医师

指导老师：王　敏　主治医师

单　　位：上海交通大学附属第一人民医院

关键词 肺部小结节,磨玻璃结节,早诊早治

精彩导读

　　肺部小结节随着 CT 筛查的普及被越来越多地发现,但是肺部小结节并不都是可怕的,它有可能是炎症、良性肿瘤或者早期肺癌。对于早期肺癌,外科手术治疗可以根治,5 年生存率达到 90％以上。一旦发现有肺部小结节,且疑似恶性肿瘤可能,我们要防微杜渐,及时诊治,防止早期肺癌发展到中晚期。因此,降低肺癌的发病率和病死率的关键在于:早发现、早诊断、早治疗。

生 活 小 剧 场

　　在医院门诊,李医生日常接诊来胸外科看病的患者。接诊的一位中年男子是在 2012 年体检的时候发现了右肺结节,当时的胸部 CT 检查结果提示:"右肺上叶磨玻璃结节,大小 1.1 厘米,性质待定,建议行进一步检查。"患者当时也未留心,未及时检查,过了 2 年零 8 个月,才抽空去医院复查。李医

生给他安排了 CT 检查：右肺上叶可见长度约 3.3 厘米的混杂磨玻璃影，边界尚清，邻近胸膜凹陷，增强后实质性成分可见强化。在李医生的诊断下，右肺病灶较 2012 年已出现明显的形态变化，恶性肿瘤的可能性比较大。于是安排了这位患者入院，完善术前检查，在评估没有手术禁忌证之后，该患者接受了胸腔镜下右肺上叶癌根治术，术后病理结果是浸润性腺癌。遗憾的是，该患者已出现了纵隔淋巴结转移，这意味他的预后较差，需要术后接受辅助治疗继续抗肿瘤。

1 肺癌可怕吗？

以这位患者举例，该患者在 2012 年最初体检时已经发现了肺部结节，但是从一个早期的疑似恶性的病灶，延迟了 2 年零 8 个月的时间，就出现了纵隔淋巴结的转移，变成了中晚期肺癌。而中晚期肺癌患者的 5 年生存率仅仅只有 10%，有的甚至更低。

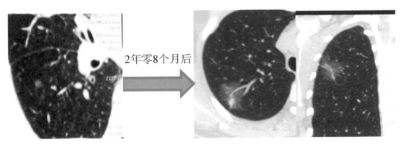

2年零8个月后

早期肺癌发展为中晚期肺癌

根据 2014 年的数据，肺癌在全球每年有 1 824 224 个新发病例，中国每年有 652 778 新发病例。肺癌的发病率居于实体肿瘤的第一位，病死率一直居高不下。而且需要引起警惕的是，肺癌的发病年龄趋向年轻化。

任何恶性肿瘤并非一日就可养成，恶性肿瘤也是从早期逐渐发展至中晚期的。早期肺癌患者的 5 年生存率大于 90％，手术治疗后根治率很高。在早期阶段及时发现肿瘤、诊断肿瘤，并针对性地个体化治疗肿瘤，肺癌患者就能得到最大的生存获益。故降低肺癌的发病率和病死率关键在于"三早"：早发现、早诊断、早治疗。

2 什么是肺部小结节？

肺部小结节最早由 Obrien 等（1948 年）报道，定义为见于肺内的、单发的、圆形或类圆形的、实质性的病灶。可以是"良性的""好的"肺肿瘤或者是炎症性病变，也可以是早期肺癌。所以，肺部小结节并不一定是早期肺癌，而早期肺癌只是肺部小结节的小部分。

3 怎么发现肺部小结节？

因为胸片难以发现肺部小结节，故已经被逐步淘汰。目前在早期肺癌的诊断方法中主要有动态增强 CT、PET－CT 和三维 CT 重建，其中以动态增强 CT 普及最多，其费用经济合理，通过静脉造影剂注射显像，比传统胸片能发现更多的肺部小结节。这项检查主要通过 CT 值观察肿瘤的血供进而判别肺部小结节良恶性。对恶性肿瘤的敏感性为 95％，特异性为 85％。另外，三维 CT 重建可以多方位、多角度放大重建，突出内部结构显示；可以显示肺微小结节肿块周边的特征改变，这是常规 CT 在技术上无法显示的。PET－CT 则需要静脉核素注射和全身放射，诊断恶性孤立性肺结节敏感性 87％，特异性 83％，能提供有价值的肿瘤分期，但是 PET－CT 价格昂贵。

通过这些先进的检查手段的"火眼金睛"，我们能够敏锐地发现肺部结节，并且正确诊断早期肺癌。一旦发现疑似病灶，还需要积极地诊治,将恶性肿瘤扼杀在早期阶段,这样才能真正地守护自己和家人的生命健康安全。

以张女士为例,她也是在 2 个月前的单位体检时,胸部 CT 发现右肺上叶肺部磨玻璃样的小结节影,直径约 9mm,进一步行高分辨薄层 CT 检查发现病灶边缘细小分叶状,疑似有血管长入供给肿瘤生长,所以这个肿瘤恶性的可能性大。于是张女士很快就办理住院,接受胸腔镜手术治疗,术后病理是微浸润性腺癌,而且没有淋巴结转移。目前,她本人手术后已经第三年了,依然坚持术后的门诊随访。

对于广大普通群众,如果发现了肺部小结节,我们建议第一年做三维 CT 重建随访 4 次(即每 3 个月一次)。而没有发现肺部小结节的高危人群(45 岁以上,有肿瘤家族史的患者),我们建议每年做一次低剂量胸部平扫 CT。

肺部小结节并不全是可怕的,但大家平日一定要重视!不重视的后果可能很严重,到时后悔莫及。将早期发现、早期诊断、早期治疗的理念铭记在心,外科手术治疗可以根治早期肺癌,5 年生存率达到 90% 以上。

影像诊断可能就写一个结节,那到底是恶性还是良性的建议由胸外科、呼吸内科、影像科的专家进行判读分析,专家会指导您随访还是进一步治疗。

建议在做影像检查的医院就诊,专家可以通过医院内网直接看放大的图像,并测量结节的密度值,最终做出合适的诊疗方案。千万别病急乱投医,拿着"豆腐干"大小的胶片请其他医院的专家看,这样往往很难做到早期正确判断,除非申请到影像的数码资料。

8 勿以"疝"小而不为

作　　者：李　昆　住院医师
指导老师：唐健雄　主任医师
单　　位：复旦大学附属华东医院

症 状 腹部肿块，坠胀感

疾 病 腹股沟疝

精彩导读

　　腹股沟疝的特征性表现是站立时腹部与大腿根部交界的腹股沟有肿块突出，用力或屏气时肿块突出更加明显，而平卧后多可自行消失；好发于重体力劳动者；随着疾病的发生，肿块可越来越大，并伴有坠胀感。

生 活 小 剧 场

　　王伯伯平时忙里忙外，家务活总是自己一个人包揽。最近他发现在腹部和大腿交接的地方有个核桃大小的肿块，不疼不痒，但胀胀的，时有时无，像是和自己玩捉迷藏一样，搬东西和运动时肿块越来越大，平躺后就消失了。

　　王伯伯带着这些疑问找到了医生，医生告诉他，他现在所患的疾病叫"腹股沟疝"，也就是平常所说的"小肠气"。

1 腹股沟疝是什么？

"小肠气"是腹股沟疝的俗称，它是人类最常见的疾病，据保守估计，在我国至少有三百万以上的患者罹患腹股沟疝。腹股沟疝男女老少都可发生，其中又以老年男性的发病率最高。腹股沟疝的特征表现有如下几点：①站立时腹部与大腿根部交界的腹股沟有肿块突出，用力或咳嗽时肿块突出更加明显，而平卧后多可自行消失；②好发于重体力劳动者；③随着疾病的发生，肿块可越来越大；④伴有坠胀感。如果有这样的临床表现，就需要警惕"腹股沟疝"的发生了。

疝气是一种病，所以"病"字当头。那为什么会有一个"山"呢？所谓"山"就是，由于地壳的变化，在地面上形成的隆起部分。那在腹壁上形成的隆起样结构，我们称之为"疝"。那么疝气是如何形成的呢？

最经典的一个比喻就是：汽车轮胎的外胎破了个洞，内胎鼓包了。

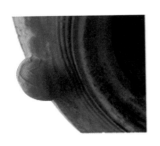 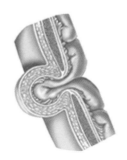

疝气如同车胎鼓包

这是一张腹壁的"手绘图"。腹壁的结构从外向内是：①皮肤和皮下组织；②各种肌肉及腱膜组织；③腹膜外脂肪和腹膜。在上、下两图的右图中，我们可以很清楚地看到，中间的阴影部分是腹壁最坚固的部分，就是所谓的"外胎"，最内层的红色部分是腹膜，就是所谓的"内胎"。也就是说，在我们身上作为"外胎"的腹壁破了一个洞，作为"内胎"的腹膜在腹内压力的作用下，带着肠管鼓出来了。

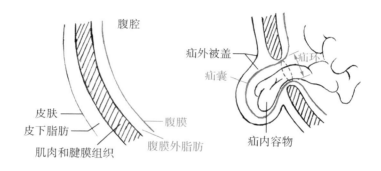

腹壁疝的示意图

2 什么原因会引起腹壁"缺损"呢？

（1）腹壁支撑力下降。

① 由于我们人体功能的需要，很多组织需要从腹腔内穿过腹壁，那么这就形成了一些天然的腔道。比如：精索和子宫圆韧带通过腹股沟管，股动静脉穿过股管等。

② 腹壁本身的薄弱环节。比如：腹白线发育不全，年老腹部肌肉萎缩，直疝三角。

③ 手术切口愈合不良。比如：切口疝。

（2）腹腔压力增高。

① 最常见的包括老慢支引起的慢性咳嗽/咳痰、长期便秘或前列腺增生引起排尿困难导致用力大小便等。这些情况在老年人中十分常见，相对薄弱的腹股沟区不能承受长期的腹腔压力增高，

最终导致小肠气发生。

② 其他引起腹压增高的较常见因素还包括重体力劳动、肝硬化腹水、妊娠等。

③ 特别注意吸烟虽与腹压增高无关，但吸烟会通过影响胶原代谢促进腹股沟疝的发生，因此吸烟人群的腹股沟疝发生率远远高于不吸烟人群。

3 腹股沟疝如何修补呢？

俗话说"小洞不补，大洞吃苦"，早期的手术方式是将疝洞直接缝起来，由于是将有距离的疝洞组织强行拉起来，存在较高的张力，因此复发率在 15％ 左右；此外，发生术后疼痛、影响日常生活的也不在少数。近年来，有张力的手术已经逐渐被采用"补丁"的无张力修补手术取代，就类似补车胎。具体可将其分为开放无张力修补术和腹腔镜无张力修补术，两者的本质是一样的，都是将"补丁"放置在疝发生的区域。只要手术到位，"补丁"打得好，两者的修补效果完全一样，不同的只是操作途径。

（1）开放无张力修补术：由外向内地进行手术，主要是在腹壁上划一个 4～6 厘米的刀口进行手术。

（2）腹腔镜无张力修补术：由内向外地进行手术，这种手术方式更加合理有效。在腹壁上打 0.5～1.5 厘米的小孔，对机体的创伤较小，手术在放大数倍的镜头下完成，所以手术更加精细。需要注意的是，如果患有严重的心肺等重要脏器疾病，进入阴囊的巨大疝和难复性疝，或有腹部手术史等，则不适合腹腔镜手术。除此之外，90％ 以上的疝气患者都可以进行腹腔镜手术。

总之，腹腔镜手术较开放手术恢复更快、局部疼痛轻微、术后长期慢性疼痛的发生率低、瘢痕小而不明显。此外，腹腔镜手术还能探查对侧隐匿疝，这是单侧开放手术做不到的。

王伯伯说："开刀太可怕了，听隔壁邻居说治小肠气有神奇药

哪些人不适合腹腔镜手术？

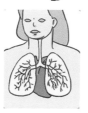

有严重心肺等
重要脏器疾病

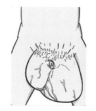

进入阴囊的
巨大疝和难复性疝

不宜腹腔镜手术的情况

开放手术与腔镜手术

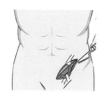
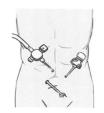

开放手术与腔镜手术

水、神奇膏药，一用就好。""这个千万别相信，手术是唯一的方法！"医生大声说道。疝气最大的危害就是肠子发生嵌顿坏死，造成生命危险！王伯伯听了之后表示要选择腹腔镜手术治疗，术后康复良好。

> **小贴士**
>
> 只要出现腹股沟疝，就要手术。因为一切非手术治疗都治标不治本。不要轻信所谓的偏方，切记手术是治疗成人腹股沟疝唯一的有效方式。

2015年
一等奖

9 痛定思"痛"话痛风

作　　者：杨滢瑶　住院医师
指导老师：迮　侃　副主任医师
单　　位：上海中医药大学附属岳阳中西医结合医院

症 状　关节疼痛伴活动受限

疾 病　痛风性关节炎

 精彩导读

痛风发作起来疼痛剧烈,堪称疼痛之冠。由于患者难以忍受,故在治疗过程中往往不知所措,盲目地选择错误的治疗方法,只求疼痛能迅速缓解。然而待疼痛缓解过后,又放任不管,长此以往,疾病逐渐恶化。本文通过介绍痛风的症状、病因、治疗目标、饮食调护等,最终使患者科学认识痛风,合理有效地防治痛风。

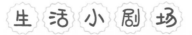

生活小剧场

午夜里,吃喝族"徐老酒"忽然被一种难以名状、忍无可忍的剧痛击醒。只感到大脚趾关节上有如无数针扎,令他只想抱头哀嚎。再看一眼痛处,更是胆战心惊:大脚趾红肿起来,伴随着犹如踏在烧红煤炭上的灼热感。此时的他已经寸步难行,甚至连被子轻轻碰到那只脚趾都会痛彻心扉。这就是我们要认识的疾病——痛风。痛定思痛,痛何如哉? 中国古话讲"知己知彼,百战不殆",只有正确认识痛风,才能有效防控痛风。

痛风发作时疼痛剧烈,患者难以忍受,有时甚至连走路都困难,堪称"疼痛之冠"。但最初发作时,即使不治疗也会在 3～7 天内自然痊愈,来去如风,因此人们称之为痛风。随着人们生活水平的提高,饮食结构的改变,在健康体检中发现血尿酸水平增高的人数呈逐年增长趋势,尿酸高已成为继高血压、高血糖、高血脂之后的第四大危险因素,就是我们常说的"第四高"。

要认识痛风,就不得不从痛风的病因说起。其本质是嘌呤代谢异常致使血尿酸升高所引发的疾病。伴随血尿酸浓度不断上升,最终会形成尿酸盐结晶体,在人体的关节以及肾脏等部位沉淀积聚,引发炎性反应——也就是痛风患者所感受到的剧烈疼痛。

一旦发生痛风,后果远远不止疼痛,它更是高血压、糖尿病、高血脂、冠心病、脑梗死等多种疾病的危险因素。长期痛风可能导致慢性痛风性关节炎,引发功能障碍,而尿酸性肾病及肾结石更可能威胁肾功能,严重的甚至会发展为肾功能衰竭。同时,别以为无症状期的高尿酸血症就可以高枕无忧,即便没有痛风,高尿酸血症患者发生尿路结石的概率是一般人群的 20 倍左右,而且 20％～40％的高尿酸血症患者同样会发展为尿酸性肾病。

痛风急性期的治疗主要以镇痛为主,而缓解期主要以降尿酸为主,至于慢性期,则镇痛和降尿酸同时进行。血尿酸理想目标值为低于 360 μmol/L。医生和患者共同的努力目标是及时控制痛风性关节炎发作,降低血尿酸水平,预防痛风性关节炎,以及其他相关疾病发作,如肾功能障碍、泌尿系统结石、心脑血管疾病等。

此外，女性因雌激素影响，绝经前罕有痛风，但是一旦绝经后，发病率就逐渐和男性一样了。

很多痛风患者认为，一旦疼痛缓解，就万事大吉，不需要治疗了，其实大错特错。痛风间歇期的治疗和自我预防非常重要，间歇期是预防急性发作、保护肾脏的最佳时期。在痛风间歇期，除了血尿酸水平持续高于正常水平上限以外，没有任何不适症状，但只要血尿酸水平仍然超标，危险就依然存在！只有将血尿酸水平控制在安全范围以内，才有可能保持病情的长期稳定，并将对肾脏的损害减到最低。

一提到痛风，我们都知道要管住嘴，是不是痛风患者就不能吃那些好吃的呢？其实，关于痛风有很多误区，单纯的饮食控制只能使尿酸轻微下降，无法使大部分痛风患者达标，所以并不提倡过分严苛的饮食控制。你的味觉本能或许可以帮到你：高嘌呤

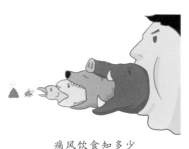

痛风饮食知多少

食物的特征之一是"鲜"，食物越鲜美则意味着嘌呤含量可能越高。事实上，嘌呤本身也是"鲜度"的指标之一。

表 9-1 列举了生活中常见食物的嘌呤含量。我们建议在急性发作期应选择食用第一类，即每 100 克食物中嘌呤含量小于 50毫克的食物。而在缓解期，可以科学地放宽饮食范围，除第一类食物外，还可少量食用第二类食物。

总之，痛风患者要管住嘴、迈开腿、控体重、多饮水，遵医嘱，坚持规范化治疗就能逐渐控制痛风发作，减少高尿酸血症带来的伤害。

表 9-1 常见食物的嘌呤含量

第一类：嘌呤含量小于 50 mg/100 g，适宜选用

谷薯类/其制品	蔬菜类/调料	水果类/其他	硬果/干果类		肉/蛋/奶/水产品
白米 18.1	白菜 12.6	姜 5.3	柠檬 3.4	栗子 34.6	猪皮 29.8
糯米 17.7	菠菜 13.3	苦瓜 11.3	桃子 1.3	莲子 40.9	猪血 11.8
小米 7.3	包菜 12.4	丝瓜 11.4	西瓜 1.1	红枣 6.0	鸡蛋白 3.7
糙米 22.4	空心菜 17.5	小黄瓜 14.6	哈密瓜 4.0	黑枣 8.3	鸡蛋黄 2.6
米糠 54.0	蒿子 16.3	茄子 14.3	橙子 3.0	葡萄干 5.4	鸭蛋白 3.4
小麦 12.1	茅菜 12.4	青椒 8.7	橘子 3.0	龙眼干 8.6	鸭蛋黄 3.2
面粉 17.1	芹菜 12.4	萝卜 7.5	葡萄 0.9	瓜子 24.2	皮蛋白 2.0
面条 19.8	苋菜 8.7	胡萝卜 8.9	石榴 0.8	杏仁 31.7	皮蛋黄 6.6
高粱 9.7	榨菜 10.2	洋葱 3.5	凤梨 0.9		奶粉 15.7
玉米 9.4	芥兰 18.5	菜花 24.9	鸭梨 1.1		海参 4.2
米粉 11.1	盐酸菜 8.6	菜豆 29.7	枇杷 1.3		海蜇皮 9.3

含薯类/其制品		蔬菜类/调料		水果类/其他		硬果/干果类		肉/蛋/奶/水产品		硬果/干果	
麦片	24.4	雪里蕻	24.4	蘑菇	28.4	蜂蜜	1.2				
甘薯	2.4	韭菜	25.0	大葱	13.0						
芋头	10.1	芫荽	20.2	豆芽菜	14.6						
马铃薯	3.6	葫芦	7.2	酱油	25.0						
荸荠	2.6	冬瓜	2.8	番茄酱	3.0						

第二类：嘌呤含量（50~150）mg/100 g，急性期不宜选用

豆/豆制品				水果类/其他		肉/内脏/水产品		肉/内脏/水产品		硬果/干果	
黄豆	116.5	豆干	66.5	猪瘦肉	122.5	猪肚	132.4	鲤鱼	137.1	花生	96.3
绿豆	75.1	熏干	63.6	牛肉	83.7	猪肾	132.6	鱼丸	63.2	腰果	80.5
黑豆	137.4			羊肉	111.5	猪脑	66.3	虾	137.7	白芝麻	89.5
豌豆	75.7			鸡胸肉	137.4	牛肚	79.0	螃蟹	81.6	黑芝麻	57.0
红豆	53.2			猪肺	138.7	鸡心	125.0	鳝鱼	92.8	银耳	98.9

痛风「话」定说痛

9

（续表）

豆/豆制品		肉/内脏/水产品				坚果/干果	
杂豆	57.0	兔肉	107.6	鸭肠	121.0	乌贼	89.8
				鸭心	146.9		

第三类：嘌呤含量超过150 mg/100 g，不宜选用

内脏				水产品		蔬菜	
猪肝	169.5	牛肝	169.5	鸭肝	301.5	白带鱼	391.6	牡蛎	239.0	香菇	214.5
猪大肠	262.2	鸡肝	293.5	乌鱼	183.2	蚌蛤	436.3				

WEALOVE
唯爱天使基金

10 整牙真的能提升颜值吗？

2015年
一等奖

作　　者：曹海峰　住院医师
指导老师：房　兵　主任医师
单　　位：上海交通大学医学院附属第九人民医院

关键词　正畸治疗，颜面美学，面型

　精彩导读

　　正畸治疗改变牙齿的位置和角度。牙齿支撑肌肉，随着牙齿位置的改变，牙槽骨发生改变，嘴唇等肌肉软组织也会发生变化。因此正畸医生做矫治方案的时候会根据患者骨骼、肌肉软/硬组织的特点，给出个性化方案，兼顾美观、健康和效果稳定，在实现牙齿排列整齐、良好咬合关系的同时，让面型也得到理想改善，进而提升颜值。

生活小剧场

　　爱美之心，人皆有之。随着当今网络信息的飞速发展，我们总能被一些"某艺人整容前后对比照曝光"之类的娱乐新闻吸引目光。

　　看着照片中那个曾经脸圆、嘴突的他/她，如今拥有下巴尖尖、360°无死角的完美脸型，成为万众瞩目的男神/女神，大家难免会想"不知道在脸上动了多少刀呢！"最后经过鉴定，发

现他(她)们只是做了牙齿矫正而已！整牙真的这么神奇,能提升颜值吗？现在就跟大家分享一下关于整牙提升颜值的那些事儿。

1 颜面美学

首先让我们来分析一下美貌人群的面部特征。

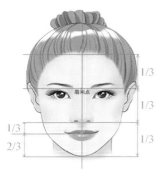

面部特征正面分析

左图是美貌人群正面的相貌特征。首先,她的脸水平方向左右对称;其次,垂直方向在发髻、眉心、鼻底、下颌画线,将脸分为上中下三部分,我们俗称为"三庭",三庭几乎等长,各占三分之一。鼻子以下的部分即"小三庭",嘴巴将它分为两块区域,上唇占 1/3,下唇和颏部占 2/3,以上就是面部垂直方向上的完美比例。当面部处于放松状态,唇部可以轻轻闭合,牙齿没有前突暴露,为唇齿关系美观。

右图是一位美女侧面观,额头、鼻底、颏部几乎呈一条直线,我们称之"直面型"。鼻尖、颏的连线称为审美平面,又叫美线。美丽的面容中,上下唇往往位于美线稍后。我们亚洲人往往鼻子和颏部骨骼发育相对不足,嘴突面型较多。

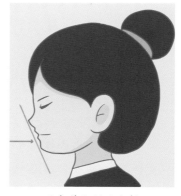

面部特征侧面分析

2 为什么感觉自己戴上口罩更好看？

现如今受疫情影响，我们仍在坚持戴口罩出门，"戴口罩"对于亚洲人脸型很友好，因为亚洲人眉眼好看的人多，但牙齿和下颌却常见瑕疵。面下 1/3 影响我们的颜值，也是矫正牙齿的主战场。想要摘下口罩也拥有盛世美颜，首先要正确认识自己的牙齿问题！

如果你也认为自己戴上口罩更好看，不妨先来测试下。

测试方法：面部正对镜子，仔细查看牙齿的形态是否有下图（错𬌗畸形）中的情况。

牙齿不整齐会产生的影响：①影响颌面部发育。不仅开嘴微笑时牙齿不美观，闭上嘴时面下 1/3 也不符合面部美学。②导致牙齿难以清洁。食物残留和细菌长期作用引发口腔疾病。③可能使咀嚼功能下降。影响消化吸收，造成营养不良等。

3 整牙真的可以提升颜值吗？

矫正牙齿就是通过矫正器给牙齿施加力量，牙根在牙槽骨中移动，牙齿支撑肌肉，随着牙齿位置的改变，牙槽骨发生改建，嘴唇等肌肉软组织也会发生变化。因此，正畸医生做出矫治方案时，会根据患者的骨骼、肌肉软/硬组织的特点给出个性化方案，兼顾美观、健康和效果稳定。在实现牙齿排列整齐、良好咬合关系的同时，让面型也得到理想改善。值得注意的是，正畸治疗可以提升颜值，改善面部美观，掩饰骨骼或面型的缺陷，但不会从根本上改变骨骼特征及面部增龄性变化。

看来整牙不仅能让牙齿排齐，调整咬合，还能矫正面部的不协调和畸形，所以说，整牙确实可以提升颜值。

牙齿不整齐

这似乎无足挂齿。为何要进行矫正?
您喜欢微笑。
但是您更想要发自内心的微笑。
也许您正在准备一项特殊活动.
或者您想更加自信地面对工作或学习。
简单的微调即可带来不一样的惊喜。

个别牙反𬌗

口腔闭合时,一些上前牙位于下前牙内侧
而非在其外侧,通常应该在外面
医生称这种情况为个别牙反𬌗。

深覆合

指上颌牙齿过度覆盖下颌牙齿的情况。
大多数人都存在轻微的深覆𬌗。

牙齿间隙过大

当两颗或多颗牙齿之间存在额外空隙时,
医生会称其为牙列间隙过大

前牙反𬌗

是指口腔闭合时,
下前牙超出上前牙的情况
通常这是由下颌过度前伸造成的

牙列拥挤

指颌骨内缺乏足够的空间
无法正常容纳全部牙齿的情况
牙齿会发生拥挤、覆盖和扭转错位
有时还会发生前后移动

开𬌗

口腔闭合时,上牙和下牙无咬合接触
医生称这种情况为开𬌗

错𬌗畸形

11 生活中的"肠"识

作　　　者：叶　枫　住院医师
指导老师：史　霆　副主任医师
单　　　位：上海交通大学医学院附属瑞金医院

| 症 状 | 排便习惯改变，大便性状改变，排便感觉改变 |
| 疾 病 | 结直肠癌 |

 精彩导读

　　说到肠癌，很多人闻之色变。翻开许多名人的个人档案，我们发现这些曾经家喻户晓的人物，有不少就是因罹患肠癌被夺去生命。事实上，它离我们每个人并不远：一方面肠癌高发，截至 2020 年底，肠癌是全球第三大常见癌症；另一方面肠癌与许多良性消化道疾病的症状相似，容易被忽视。虽然它离我们很近，但是科学的预防措施有助于降低肠癌的发病，通过常规体检和早癌筛查，亦能够及早发现肠癌。本文介绍了肠癌的症状、诱发危险因素以及预防肠癌的注意事项，并归纳了早期发现肠癌的主要手段。

生活小剧场

　　想必大家都还记得从草根到富豪的创业传奇人物王均瑶、坠落人间的天使奥黛丽·赫本、漫威电影《黑豹》的男主角查德维克·博斯曼,这些名人曾经星光闪耀,最终都因肠癌过早地陨落,留下无尽的遗憾。这些还只是大家熟知的因肠癌离世的名人,每年被它夺去生命的人又何止这些?很多人诧异,人为什么会得肠癌呢?在日常生活中,腹泻、便秘、大便带血,这些看似平常却容易混淆的毛病,是否会想到和肠癌有关联?既然肠癌如此凶险,有什么措施能让自己和家人远离肠癌呢?

1 肠癌离我们有多近?

据世界卫生组织国际癌症研究机构发布的 2020 年全球癌症负担数据显示,世界范围内结直肠癌为第三大常见癌症。全球新确诊癌症人数中,每 10 个新病例中就有 1 个是结直肠癌。在过去的 30 年,中国已成为全球结直肠癌患病人数最多的国家。

2 肠癌会有什么表现呢?

肠道包括大肠和小肠,大肠是指结直肠,99％以上的肠癌发生在大肠,也就是结直肠。在我国,大肠中发生癌变最常见的位置是靠近肛门的肠道,叫直肠。早期的肠癌往往没有特别明确的临床症状,因此容易被忽视,而且常常被当作其他疾病来治疗,从而耽误了病情。排便的改变是肠癌的早期表现,包括大便习惯改变,大便性状改变,以及排便感觉发生变化。

(1)大便习惯改变是指原先排便很规律,现在次数增加甚至出现腹泻,或者次数减少出现便秘,以及腹泻与便秘交替出现。为什么大便次数会增多?正常情况下粪便到达大肠会刺激神经促进排便,当出现肠道内的肿块之后,肿块就会刺激肠壁,促进反复排便,导致次数增多;排便次数多了,肠道内的水分来不及吸收,就会

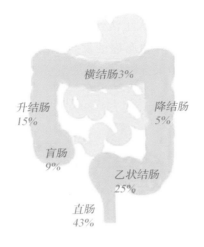

横结肠3%

升结肠 15%

降结肠 5%

盲肠 9%

乙状结肠 25%

直肠 43%

我国人群大肠癌最常见的发生部位直肠

腹泻；当反复刺激肠道次数增加之后，肠道就会怠工，出现排便减少，就是腹泻与便秘交替。

（2）大便性状改变是指大便带血、大便有黏液或者大便变细变扁。肿块在肠道内容易出血，渗透到大便内，往往量小且和大便混在一起，因此大便会带着暗红色的血；肿块除了血外还会分泌一些黏液，黏在大便表面；大便在通过长有肿块的肠道时，通道比正常的狭窄，因此大便会比平时正常的时候变细或者变扁。

（3）排便感觉发生变化，往往包括出现排便有反复拉不干净的感觉或者感觉憋不住一直想上厕所，肛门有很沉、下坠的感觉。

3 有哪些危险因素会导致肠癌呢？

肠癌的发病与很多危险因素有关，家族因素是其中之一，肠癌患者的直系亲属相比普通人出现肠癌的风险要高 3～4 倍；遗传也是非常重要的危险因素，医学上有遗传性的肠癌，得了这类疾病往往会在年轻时就发展为肠癌；此外，随着年龄增长，特别是在四五十岁以后,肠癌的发病率显著上升,而且肠癌的发生有年轻化的趋势;约有 50% 的肠癌与个人生活饮食习惯有关系,长期高脂肪、高蛋白、低纤维的饮食会导致肠癌的发生率升高;还有,肥胖也是肠癌发生的高危因素,不仅会增加肠癌的发病率,也增加了肠癌的病死率。

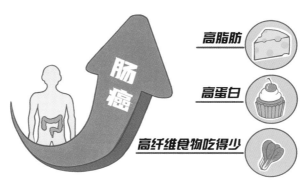

肠癌与饮食习惯有关

4 怎样才能预防肠癌?

肠癌虽然可怕,但是它是可以预防的。预防策略包括减少或者消除肠癌的危险因素和早期筛查、早期明确诊断。针对前面提到的肠癌危险因素,我们可以在生活中做到调整饮食结构,多吃富含膳食纤维的蔬菜,减少红肉的食用。红肉也就是未加工之前呈现为红色的哺乳动物的肉,例如猪肉、羊肉、牛肉等这一类。早期筛查非常重要,肠癌发现早是可以治愈的,发现早晚的不同,最后的结果有天壤之别。具体的筛查方法包括三个"一":一次排便、一只手指和一根镜子。

一次排便是指医院的粪便隐血试验,检验粪便内是否混有血。

一只手指是指肛门指检。我国发生在靠近直肠(肛门附近的肠道)部位的肠癌占肠癌的一半以上,多数的直肠癌可以通过指检发现,因此排便发生改变的普通人可以做指检。

一根镜子是指肠镜检查,通过肠镜直接观察结直肠内的情况。总结之前提到的危险因素,对于 45 岁及以上人群,家里有人得肠癌、有肠癌相关的遗传性疾病等人群,建议定期肠镜检查。

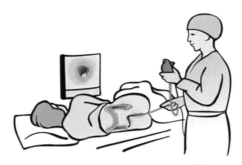

肠镜检查是肠癌早发现的重要手段

小贴士

什么是疾病的三级预防?

在发病前、发病过程中以及发病后的各个阶段采取相应的措施防治疾病,称为三级预防。第一级预防,又叫病因预防,减少乃至消除可能的致病危险因素,降低疾病的发生;第二级预防,又称三早预防,对疾病早期发现、早期诊断、早期治疗;第三级预防,又称临床预防,是针对已经明确诊断的患者,积极采取及时有效的治疗,防止病情恶化,促进身体恢复。

WEALOVE
唯爱天使基金

12 老年人跌倒，防患于未然

2016 年
一等奖

作　　者：王驭恺　住院医师
指导老师：王　洪　副主任医师
单　　位：上海交通大学附属第六人民医院

症状 跌倒，大腿剧痛不能动弹

疾病 左股骨粗隆骨折

精彩导读

　　跌倒是威胁老年人健康的重要风险因素之一。美国疾病预防与控制中心的数据显示，每年约 280 万老人因跌倒前往急诊就医，每 5 个跌倒的老人中就有 1 个骨折或造成脑外伤。老年人多患有慢性心肺疾病，相当一部分人长期服用抗凝药物，大大增加了骨折手术及脑外伤后出血的风险。因此针对性地预防老年人跌倒，是社会与医疗机构共同面临的巨大挑战。

生 活 小 剧 场

　　邻里有位老太太半年前摔了一跤，诊断是左大腿骨粗隆部位骨折，需要住院手术治疗。出院后她的生活状态逐渐出现了改变：本来生活能够自理，思维谈吐清晰，但是现在她不愿意主动与人交谈，记忆力下降，自己"买汰烧"（买菜、洗菜、烧菜）的能力也退步了。为什么老太太住院前后会判若两人呢？

① 老年人跌倒的危害

老年人的髋部周围骨折，包括股骨颈骨折和股骨粗隆骨折，常被称作"人生最后一次骨折"，可见危害之大。

以上海为代表的中国一线城市已经进入老龄化社会阶段。2015 年上海市老龄科学研究中心的数据显示，60 岁以上人口占到上海总人口的36％，人口金字塔变成头重脚轻的"易跌倒状态"。

另外，自 2010 年起，上海市人均预期寿命就稳定在 82

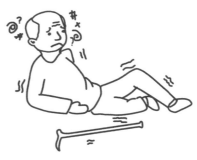

老年人跌倒后骨折

岁水平。一方面人口预期寿命的延长说明了生活水平的提高，但另一方面也带来如何更好地赡养老人、提高老人生活质量的相关社会问题。

以美国疾病控制与预防中心公布的老年人跌倒的相关数据为例，美国总人口约 3 亿，每年有 80 万人次的老年人因为跌倒造成的各类医疗问题需要住院观察或者治疗；每年有 280 万人次的老年人因为跌倒需要前往急诊就医；每年每 5 个跌倒的老人中就有 1 个造成严重的医疗问题，包括各种骨折与头部外伤；每年每 4 个老人中就有 1 个会跌倒至少一次；每年跌倒的老年人中不到一半会将自己跌倒的病史告诉亲属或者家庭医生；每年跌倒过的老人发生再次跌倒的风险是没有跌倒过老人的 2 倍多，而每年 95％的髋部周围骨折需要手术治疗的患者是源于老年人跌倒。

② 老年人为什么容易跌倒？

老年人容易跌倒的危险因素分为内因和外因两大类，内因是老年人自身生理或病理变化所导致的身体机能下降,包括:①行走能力下降。骨骼、肌肉系统的退化与萎缩使得肌肉力量和关节灵活性下降,对于下肢的自控能力下降,因此容易跌倒。②视力与感觉问题。老年人有不同程度的视力减退,没有选择合适的眼镜或者没有经过恰当的诊治,容易无法正确判断陌生的环境及障碍物。③药物的不良反应。预期寿命延长,慢性病的罹患率增加,需要长期服用的药物种类也增多,多种药物产生的不良反应叠加可能会影响老年人的平衡能力。外因则包括所有容易诱发跌倒的环境因素。

③ 针对性地采取必要措施,做到老年人跌倒,防患于未然

防范措施包括综合评估、个体化锻炼、环境调整三大方面,其中锻炼与环境调整是老年人自身和家庭成员可以发挥主观能动性的地方。

综合评估主要包括老年人跌倒风险的定期评估以及定期的视力检查。关于跌倒风险的评分量表有许多,简单来讲具备以下特征的老年人可以自评为"高危人群",尤其需要加强防范:60 岁以上、独居、有跌倒史、步态不稳、常头晕乏力、视力不好、有脑梗史或关节不好、睡眠不好、受药物影响、情绪低落。自评为跌倒高危的老年人建议进一步向临床医生咨询。

老年人应选择符合自身情况,能够坚持进行,尽量不受环境条件限制,掌握好"适度与个体化",确保安全可靠的锻炼方法。我国文化瑰宝中的"太极拳"早在 1996 年的研究中就被证实:长期打太极拳锻炼的老年人跌倒的概率更低。太极拳的特点在于其调整呼吸、控制肌肉以及缓慢降低并转移重心的动作。

居家环境的调整是老年人及其亲属能够共同参与的,分为衣食住行四大方面。①衣:对于衣服穿着,老年人只需要记住剪裁

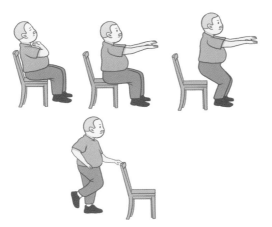

老年人的居家锻炼方法

合身,避免被自己的衣服绊倒影响行走。②食:饮食注意规律,避免血糖大范围波动造成晕厥跌倒;另外,饮食中注意添加维生素 D 和钙,增加骨骼强度。③住:这方面需要调整的更多,包括老年人起夜时确保有夜灯照亮前往洗手间;上下楼梯时一定注意扶着扶手;过道里减少摆放东西,避免因为无法很好地避开障碍物跌倒;洗浴时注意采用防滑垫和洗浴凳。④行:出行前一定要清理趾甲,选择防滑材质的、鞋带紧固的、合脚的鞋;对于步态不稳的老年人,推荐使用步行器等辅助器械。虽然衣食住行的调整很琐碎,但改变从生活的点点滴滴做起。除了衣食住行,良好的社会活动、保持乐观的情绪状态也是老年人预防意外损伤的有效方法。

2016 年
一等奖

13 "超级细菌"是如何炼成的？

作　　者：李发红　住院医师
指导老师：张继明　主任医师
单　　位：复旦大学附属华山医院

关键词　超级细菌，抗生素

 精彩导读

　　我们生活的环境，细菌无处不在。我们的皮肤、口腔、鼻腔、消化道、尿道等都定植着正常菌群。当人体免疫力下降或其他一些病理因素导致原来的菌群失调或者细菌移位时则可致病。随着医学进步，抗生素在发展，但细菌耐药性的产生也日益严重，给人类健康带来重大威胁以及巨大的经济负担。本文将同大家一起了解骇人听闻的"超级细菌"是如何炼成的，也让大家意识到每个人合理使用抗生素是多么重要。

生 活 小 剧 场

　　老陈是个慢性乙型肝炎患者，因为不规则服用抗病毒药导致急性肝功能衰竭，不得不花费近 60 万元做肝移植手术。本以为手术做完了就万事大吉，不料术后不久又出现了肝脓肿、高热不退。脓液培养出的肺炎克雷伯菌竟然对目前常用的超强抗生素美罗培南、多黏菌素等都耐药，因而不得不选用价格非常昂贵的头孢他啶阿维巴坦，每日费用近 6 000 元。由于老陈肝移植后一边要用免疫抑制剂阻止排异，另一边又要抗感染，总共治疗了近 5 个月，肝脏脓肿才被治愈，光治疗这种耐药细菌就花费近 100 万元。这种对多种抗生素耐药的细菌被称为"超级细菌"。

在我们生活的环境中，细菌无所不在，并且每一种生物，无论是动物还是植物，都携带着各式各样的病原菌，人类也不例外。在我们的皮肤、口腔、鼻咽腔、消化道、尿路等与外界相通的地方，都寄生着与人体和平共处的细菌。比如皮肤表面的表皮葡萄球菌、口腔的口咽链球菌、肠道的大肠埃希菌、前尿道的表皮葡萄球菌等。正常状态下，这类细菌对人体是友好的，不会致病。但当人体免疫力下降或其他一些病理因素导致原来的菌群失调或者细菌移位时则可致病。

1 感冒是否都需要使用抗生素？

感冒人人皆会得，一不小心因为受凉或者劳累便染上了。由于感冒导致发热、头痛、鼻塞、流涕，有时甚至昏昏欲睡，患者到医院常常向医生提出要求，"给我用最好的消炎药，最贵的抗生素"，想一举把症状压住。此时医生一般会询问，周围是否有同样感冒的人，查血常规看白细胞数值以及几项常规的炎症指标。一般的病毒性感冒白细胞不高，甚至会降低。医生经过综合分析后若判定是普通感冒，会建议多喝水、多休息，如果有高热、头痛等，可以用解热镇痛药口服对症处理，一般 1 周左右可以康复。这就是常见感冒的诊治过程，并不需要使用抗生素。只有当病毒合并细菌感染的时候，需要加用抗生素，也就是大家俗称的"消炎药"。

表 13-1　常见呼吸道感染的原因(译自世界卫生组织官网信息)

疾　　病	常见原因		需要抗生素
	病毒	细菌	
普通感冒	是	否	否
流感	是	否	否
急性支气管炎(健康儿童和成人)	是	否	否
咽喉炎(除去链球菌感染)	是	否	否
支气管炎(健康儿童和成人)	是	否	否
流鼻涕(带青色和黄色黏液)	是	否	否
中耳积液	是	否	否

2 细菌感染是否用越高级的抗生素越好?

　　每一种抗生素其实就像不同流派的功夫,无论是少林派还是武当派都各有长短。世界上第一种抗生素——青霉素,于 1943 年诞生于英国,在此之前,人类面对感染性疾病只能听天由命,病死率极高,新生儿感染的病死率也极高。青霉素的诞生是人类几千年以来掌握的第一个制衡病原菌的有力武器。随着科学研究的进步,20 世纪 50 年代诞生的四环素、红霉素类,60 年代的头孢类,70 年代的庆大霉素类,80 年代的碳青霉素类,90 年代的各种喹诺酮类,21 世纪初的利奈唑胺、达托霉素,以及现在对抗各种耐药菌的新的酶抑制剂,不得不说人类对付细菌感染确实有一些武器。

　　这些武器尺有所短,寸有所长。比如说青霉素,它的优势在于价格低廉,对于敏感的细菌治疗仍有很好的疗效,对于需要较长时间抗感染的患者来说,是一个最好的选择。但它的局限之处在于,人群中有一部分容易过敏,甚至会出现严重的过敏反应。另外,由于它早期广泛甚至是未加管理的滥用,导致其现在对多种原本敏感的细菌已经产生了耐药,从而治疗无效。而其他类的抗生素有些对阳性球菌有特效,有些对非典型病原体有效,各有所长。在抗生素的选择上,仍要依靠医师的专业知识、临床情况及细菌的药物敏感试验综合判断,为患者选择最安全有效的方案,抗生素绝不是越高级越好,更不是越贵越好。

③ "超级细菌"是如何炼成的呢?

自然状态下,大多数细菌是对抗生素敏感的,一般只需要用到常规的一些抗生素,如青霉素类、头孢类或者沙星类,并且每个部位的感染会有不同的疗程。比如,社区获得性肺炎一般疗程只需5～7天,或者退热后2～3天。但是如果住院期间得的肺炎,称为院内感染,这时感染的细菌种类就和在家里获得的感染不一样,使用的抗生素种类及疗程也不一样,需要更强效的抗生素,疗程也更长,有些需要3～6周。也就是院外得的感染易治,院内得的感染难治。为什么?很重要的一点是院内有更多的耐药菌。医院是使用抗生素最多的地方,留存在医院环境的细菌多数是耐药菌。在人体免疫力降低时,这部分细菌就开始作乱,导致感染,成为"超级细菌"。

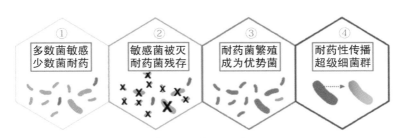

"超级细菌"的形成

同时,为了对抗药物,细菌也有多种策略逃避药物的攻击。比如说改变药物作用的靶点;在细胞膜上安装一个动力泵,把药物泵出细胞;或者产生一些酶,将药物的效果降到最低,甚至使其作用全无。总之，细菌是非常狡猾的，并不会任人类宰割。相反，它们的反击，让人类面临着"超级细菌"时代的威胁，也让人类付出了更多生命和财产的代价，为此千万要牢记：绝不随意乱用抗生素！

细菌不是人类的天敌，抗生素也只是一把双刃剑。让我们用好手中这把利剑，维持好人类与微生物界和平共处的局面，把"超级细菌"始终关在笼子里。

WEALOVE
唯爱天使基金

14 警惕视力的隐形杀手

2016 年
一等奖

作　　　者：陈　翀　住院医师

指导老师：许　迅　主任医师

单　　　位：上海交通大学附属第一人民医院

症 状　视物模糊,眼前黑影飘动

疾 病　糖尿病性视网膜病变

 精彩导读

　　目前我国糖尿病患病率为 11.6%,患者数量已居世界第一,达 1.1 亿人,其中并发糖尿病性视网膜病变的患者数量超过了 1/3,成为我国工作年龄段人群最主要的视力杀手,据保守估计,大约 60 万人在 30 年后会失明。由于糖尿病性视网膜病变发病的隐匿性,及其视力预后依赖于及时的诊治,因此即使有良好的视力且无眼部的症状,我们也应强调定期随访,扩瞳检查眼底。本文简述了糖尿病性视网膜病变的危险因素、症状和自检方法、防治手段等,以期加强公众树立正确的防治观念,早发现,早治疗,拒隐形视力杀手于千里之外。

14
警
惕
视
力
的
隐
形
杀
手

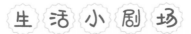

　　我有这么一位朋友,是外企的精英骨干,工作压力大,应酬多,才 40 岁已患有糖尿病,血脂、血压也偏高。有一天他打

电话给我，说早上一觉睡醒，突然发现右眼看不见了，来医院一查，发现是眼底出血。也是到这个时候，他才开始感到紧张，问了我 3 个问题：什么原因引起的？怎么办？是不是永远都看不见了？

如果将眼睛比喻成一台精细的照相机，那么白内障发病的部位就相当于相机的镜头，而我们今天要谈论的这一眼部疾患，它主要通过影响相机的底片，即眼底（视网膜），导致视力发生急剧、难以逆转的下降，并逐渐成为工作年龄段人群最主要的视力杀手。

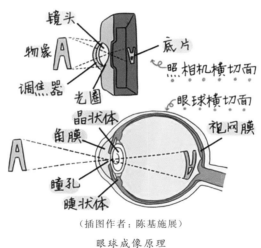

（插图作者：陈基施展）

眼球成像原理

其实这个沉默多年、突然爆发的视力杀手，在世界范围内都很出名，我们称它为糖尿病性视网膜病变的眼底改变，简称"糖网"。

那么这个杀手离我们到底有多远，我不想用冷冰冰的数据来叙述它的严重性，但事实是，我国糖尿病患者数量已居世界第一，达 1.1 亿人，换句话说，现在我国每 10 个成年人里就有 1 个糖尿病患者。

而这 1.1 亿患者中,发生糖网的更是超过了 1/3,达 3 400 万,几乎相当于加拿大一个国家的人口数量。更不幸的是,即使按最保守的估计,大约 60 万人在 30 年后会失明!

那么这个视力杀手是怎么一步步地影响、损害我们的视力的呢?

在糖网病的早期,眼底会出现像微动脉瘤这样细小的改变,但患者往往没有明显的症状,这也是这个杀手最危险的地方。

而一旦病变进展,造成眼底大出血或进一步引起视网膜脱离,患者会突然出现眼前大片黑影遮挡,甚至失明。

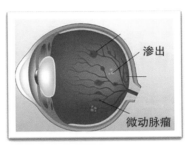

糖网病的早期

如果病变累及黄斑,也就是我们视力最敏锐的地方,则会出现视物变形,伴随视力的显著下降。

说到这里,可能有人会问,糖网是不是眼睛的绝症,一旦得病就治不好了呢? 其实早在 2005 年,世界卫生组织就强调,由糖网导致的失明,90％是可以通过早期发现和干预避免的。我们医生要做的,就是尽早让隐藏在海面下的这 90％ 的冰山浮出水面。

所以,认识糖网发生的危险因素十分关键。糖网发生的危险因素包括:糖尿病类型、糖尿病病程、年龄、遗传、高血压、高血糖、高血脂、吸烟等。虽然像糖尿病类型、糖尿病的病程等因素无法通过人为努力改变;但是,我们可以通过控制"三高"、戒烟,以及积极的内科随访延缓病情的进展。研究表明,强化血糖的控制,可以使糖网发生的危险性降低 75％,进展降低 50％。

但是,这样就够了吗? 大家去内科随访的时候,不要忘了来我们眼科查一查。

一发现糖尿病,就应该到眼科进行正规的散瞳眼底检查。一般建议每年查一次,病变程度越重,随访的间隔就应当越短。

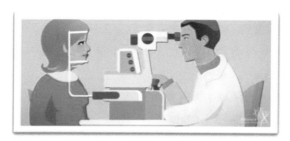

眼底检查

那么如果糖网防也防不住,已经出现了问题,我们应该如何治疗呢? 当然最为关键和基础的,依然是继续控制"三高"、戒烟等,除此之外,眼科医生还有几样法宝:

(1)药物治疗,以进一步改善眼内的微循环。

(2)早期病变如果进一步发展,我们还可以进行视网膜激光光凝治疗。但这是一种弃车保帅的策略,它不提高视力,目的是稳定病变,预防更糟糕的状况发生。

(3)如果眼底新生血管引起的玻璃体腔积血数月不吸收,或增殖引起了牵引性视网膜脱离,那么手术是目前唯一的治疗方法。

但是我们不得不说,糖网的进展,其实是一条单行的下坡路。如果病变已经到了谷底,丧失了最佳的治疗时机,那么基本上很难回到顶峰,正所谓"下坡容易,上坡难"。因此把握最佳的治疗时机,早发现、早治疗,对于稳定病变、维持视力十分关键。

"如果你害怕那种黑暗,就应该为你喜欢的那种光明而努力。"——医患配合、控制"三高"、定期随访、扩瞳检查眼底。你们努力做好你们的部分,剩下的交给我们,眼科医生也会继续为每一缕光明不懈努力。愿大家都能心明眼亮,用清澈双眼,看尽长安花,阅遍世间暖。

小贴士

　　在家就能进行的简单自检方法：阿姆斯勒（Amsler）方格表。在严重视力损害发生前使用 Amsler 表进行常规检查，是筛查黄斑病变最简便的方法。使用时，将方格表放在距离视平线 30 厘米的地方，遮盖其中一眼，另一眼凝视方格表的中心点，如果发现方格表中心区出现空缺或曲线，就很有可能是眼底、特别是黄斑出现问题的征兆。

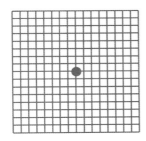
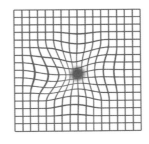

正常视觉　　　　　　黄斑病变引起的异常视觉

自检方法：阿姆斯勒方格表

检查方法：

（1）如果有眼镜，请戴上。

（2）盖上一只眼，注视方格的中央点。

（3）检查中一直注视该点。

（4）所有的线条应该是直的，方格应该是同样大小的。

（5）两眼分开检查。

　　注意：如果发现网格模糊、变形或颜色异常，必须到眼科进行进一步的检查。

14

警惕视力的隐形杀手

WEALOVE
唯爱天使基金

15 黄金4分钟——起死回生的心肺复苏术

2016年 一等奖

作　　业：翟　骁　住院医师
指导老师：李　明　主任医师
单　　位：海军军医大学第一附属医院(长海医院)

关键词 心跳呼吸骤停,心肺复苏

精彩导读

　　心跳呼吸骤停,也就是常说的猝死,可以发生在任何场所,也可以发生在任何个体。心肺复苏在院外急救中发挥着重要作用,普及程度标志着国家的全民素质水平。心肺复苏的步骤可以用三个字母CAB来表示:按压(C),通气开放气道(A)和人工呼吸(B)。本文图文并茂,形象介绍了心肺复苏的整个流程。

生活小剧场

　　我经历过很多次抢救,有两次印象最深刻,因为他们是我的亲人。2004年8月,炎热的夏天,爷爷因脑肿瘤在家突然病危,我急匆匆地赶到时,爷爷一口气没喘过来,失去了知觉。学医的父亲立马站到床边,伸出双手,使劲按压爷爷的胸部,进行口对口人工呼吸。没过多久,爷爷微弱地睁开双眼,握着我的手,笑着离开了,是那么安详,那么让人欣慰。12

年一个轮回。2016 年的夏天，我成为一名医生。在家吃饭时，外公突然晕倒，失去知觉，我利用所学知识，进行心肺复苏，把外公从鬼门关拉了回来。

人们常说"生命诚可贵""人死不能复生"。在灾难面前，人类是渺小的，生命是脆弱的。我们难以接受突如其来的灾难，是因为难以接受突如其来的死亡。

据世界卫生组织统计，全球每分钟就会有 5 人发生猝死，也就是我们常说的心跳呼吸骤停。其可以发生在任何场所，也可以发生在任何人身上。

他们中很多人本不应该这样没有留下只言片语就离开人间。看，老人晕倒在人多的公共场所，却没人敢扶，因此耽误抢救最佳时机导致死亡；眼见离抢救现场只有 100 米路，因路面拥堵 10 分钟，耽误了抢救时间而死亡。这是谁的过错？是救护车，是医院，还是医生？不，都不是，错在没能让现场群众掌握急救知识和技能。

一个人发生心跳骤停，10 秒意识丧失、突然倒地，60 秒自主呼吸逐渐停止，3 分钟开始出现脑水肿，4～6 分钟开始出现脑细胞死亡，8～10 分钟大脑细胞全部死亡，30 分钟后各器官开始死亡。

一旦缺氧，发生脑死亡，再清醒的概率就会非常低。因此，心脏骤停后的 4 分钟是心肺复苏成功的"黄金时间"。

在急救医务人员赶到之前，现场群众的心肺复苏在院外急救中能发挥重要作用。心肺复苏的普及程度标志着国家的全民素质水平，我们国家也已经开始从学校和公益平台等普及心肺复苏术。

心肺复苏就是我们常说的人工呼吸，步骤可以用三个字母 CAB 来表示：按压（compression，C），通气开放气道（airway，A）和人工呼吸（breathing，B）。

当然,在进行心肺复苏术之前要注意判断现场环境是否安全,是否是火灾、爆炸、坍塌现场,有无毒气等危险因素可能会威胁施救者,因为此时我们自身的安全是最重要的。

　　在施救前,尽量将患者摆至仰卧位,判断其情况,口诀为"呼喊-呼救-判断呼吸":

　　(1)呼喊。轻拍重喊:"喂! 喂! 你怎么了?"发现没反应。

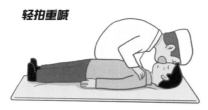

判断意识

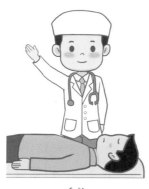

呼救

　　(2)呼救。明确指令:"那位穿黑色T恤戴眼镜的小伙子快拨打120,然后过来帮忙! 那位穿红衣服的女士请寻找取回自动体外除颤仪(AED)。"

　　(3)判断呼吸。看患者口鼻和胸部有无呼吸动作,同时数 1001、1002、1003、1004、1005、1006、1007(平顺念4个数字代表1秒钟,判断呼吸时间在5～10秒)。没有呼吸,立刻开始心肺复苏! 解开衣服,暴露胸壁。

心肺复苏第一步:C(compression),立即开始胸外按压30次

(1)定位:乳头连线和胸骨交界处。

(2)手法:手指交叉,掌根接触。

(3)按压频率:100～120次/分。

(4)按压深度:5～6 cm(相当于并拢的3～4根手指宽度)。

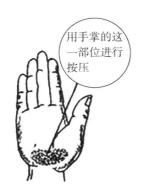

用手掌的这一部位进行按压

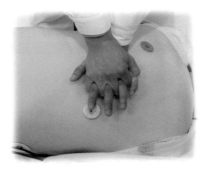

按压位置

（5）按压手法：

① 双臂绷直，与胸部垂直，用上半身重量往下压。

② 按压后必须完全解除压力，胸部弹回原位，手掌根部始终紧贴胸骨。

注意，按压时注意手法正确，以下几种手法都是错误的。

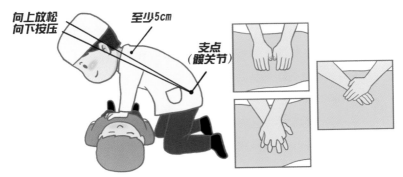

胸外按压

向上放松 向下按压

至少5cm

支点（髋关节）

错误按压手法

心肺复苏第二步：A（airway），开放气道

最常用的方法为压额抬颏法（仰头抬颏法），如疑似颈椎受损，

采用抬举下颌法（双下颌上提法）。

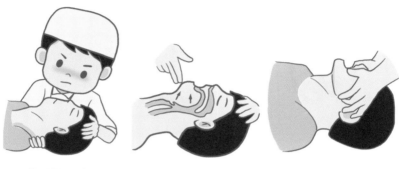

应立即使患者仰卧在坚固的平（地）面上
保持呼吸道通畅，清除异物和正确的头部位置

仰头抬颈法　　　仰头抬颏法　　　抬举下颌法

开放气道

心肺复苏第三步：B（breathing），人工呼吸 2 次

张口、捏鼻 → 口对口 → 缓慢吹气（1 秒钟），看到胸廓明显抬起。

松开约 1 秒，再吹气一次。

按压和呼吸比为 30∶2 为一个循环，如果有助手，每 5 个循环（约 2 分钟）交换位置。以保持按压的体力和有效。

最后，我们再次评估。一般在操作 5 个循环后评估（＜10 秒），成功标准有以下几点：

（1）能触摸到大动脉搏动。

（2）患者面色、口唇、指甲、皮肤等色泽再度转红。

（3）扩大的瞳孔缩小。

（4）出现自主呼吸。

（5）意识转为清晰等。

如果患者没有恢复，继续进行心肺复苏，抢救不要中途停止，直到医护人员到达为止。

生命至上，绝不言弃，学会心肺复苏，我们每个人都可以是天使。

小贴士

什么是 AHA-heart saver 急救课程？

美国心脏协会（American Heart Association，AHA）是全球对公众急救培训最权威、最标准化的机构，其颁发的急救证书被全球 188 个国家认可。该协会推行的 Heartsaver（First Aid CPR AED）基础急救课程适合没有任何医疗背景的普通大众学习，适用范围广泛。目前全球有 2 000 多个挂牌培训中心，课程一般需要 1 天培训实践，参加培训并通过考核者，将颁发 AHA 认证的 Heart saver@First Aid CPR AED 国际救护员证（有效期 2 年），证书具有全球唯一识别码，有兴趣的朋友们一起来考个证书吧！

唯爱健康「医」讲就懂

16　爱眼护眼，远离干眼

作　　者：黄馨云　住院医师
指导老师：李　璟　主任医师
单　　位：上海中医药大学附属岳阳中西医结合医院

症　状　眼干

疾　病　角结膜干燥症（干眼症）

　精彩导读

　　长期盯着电脑和手机屏幕，爱戴隐形眼镜，总是觉得眼睛干涩不适，滴眼液似乎也帮助不大，这是为什么呢？本文通过引入生活中各类容易诱发干眼症的场景，形象生动地引导读者在日常生活中要提高爱眼护眼意识，注意用眼卫生，并介绍了膳食结构调整、眼保健操、耳穴按压等实用有效的方法，帮助缓解及预防干眼症状。

生 活 小 剧 场

　　最近天冷霾重，35岁的设计师小王关上窗，打开空调，冲好咖啡，便开始了忙碌的工作。可盯着电脑没多久，眼睛便开始干涩难耐，她不得不摘下隐形眼镜，拿出眼药水滴眼，休息。其实这样的"小王"在我们生活中并不少见，您是否也有过她这样的困扰呢？今天我们就来聊聊干眼症。

1 什么是干眼症

干眼症,又称角结膜干燥症,是由于泪液的量、质或动力学的异常引起泪膜不稳定,并伴眼部不适的一类眼表疾病。中晚期可造成丝状角膜炎、角膜溃疡、穿孔,严重影响视力。诊断干眼症除了主观感受以外,还要依靠泪膜破裂时间、泪液分泌试验以及角结膜荧光素染色等实验室检查进行诊断。

通常情况下,泪液的生成和排出是一个循环往复的平衡过程。泪液生成不足或者蒸发过度都会破坏这个平衡,引起干眼症。我们每一次眨眼,眼睑的每一次开合,都会将泪液均匀地刷布在眼表形成一张泪膜,泪膜除了保持眼球湿润外,还有改善屈光系统以及清洁和杀菌的作用。泪液一旦减少就会引起眼部干涩、视物模糊、瘙痒、充血红肿等症状。

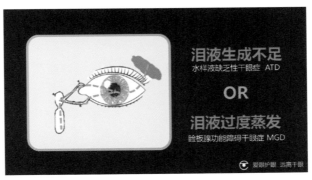

干眼症的主要病因及分型

2 得了干眼症应该怎么办?

我国干眼症发病率在 $21\% \sim 30\%$,每 5 个人中就有 1 个是干眼症患者。男女发病比例为 $1:4.6$。老年人由于性激素降低,睑板功能退化,发病率高于青年人。

长期使用电脑、电视、手机,近距离接触这些屏幕,或是长时间驾驶,会使我们的精神处于一种相对紧张的状态,眨眼自然而然地就会减少,这就会引起瞬目不全,导致泪液过度蒸发、泪膜破裂时间缩短,影响泪膜质量,从而产生或加重干眼症状。因而在使用电脑、电视、手机或长期驾驶时,我们要有意识地眨眼,注意合理休息,养成视线稍向下且距屏幕 40～70 cm 的良好习惯。长时间佩戴隐形眼镜,或长期处于 PM2.5 的污染环境、干燥的空调环境,喜欢喝咖啡、喝酒或是抽烟,都是引起干眼症的高危因素。

由于严重影响生活和工作,小王来到医院就诊,经过详细的问诊和检查后,小王被确诊为"干眼症"。首诊医生给小王开具了人工泪液的处方,小王不解:"医生,我之前也滴过眼药水,可眼睛还是干啊!"那么普通滴眼液与人工泪液究竟有什么差别呢?普通眼药水一般为复合制剂,其成分相对复杂,且含有防腐剂,而人工泪液的成分更接近于自然泪液,可在湿润眼球的同时,起到修复角膜上皮、维持泪膜稳定性的作用。在这里就要提醒各位读者注意了,有眼部干涩、异物感、畏光、视物疲劳等症状,经自行滴眼后不适症状反复发作或不能缓解的,务必及时就诊!经诊断为干眼症的患者请在医生指导下使用人工泪液。

3 干眼症患者饮食上要注意什么?

对于干眼症的患者,我们首先要说的是关于 omega-3(Ω-3)的补充。它是一种多元不饱和脂肪酸,具有抗炎、改变睑板性质、修复角膜神经的作用,还能够帮助降低血脂。建议干眼症患者增加 Ω-3 在饮食结构中的比例,如增加深海鱼类食物的摄入,或将食用油换成高 Ω-3 比例的紫苏籽油。建议干眼症患者 Ω-3 的摄入量应在 3 克/天。与此同时,干眼症患者还应增加维生素 A 的摄入。维生素 A 又称为视黄醇,别名抗干眼病因子,亦具有修复角膜上皮细胞的作用,对治疗干眼症大有益处,因而干眼症患者应多吃些动物肝脏、深海鱼类、鸡蛋、胡萝卜、玉米、番茄、番薯这类富含维生素 A 的食物。

4 如何预防干眼症?

干眼症可以预防吗？有哪些方法可以帮助我们缓解眼部干涩、视物疲劳呢？给大家推荐中医治疗干眼症的两个小妙招,第一个就是耳穴贴！研究发现,耳朵上有四肢、头面以及五脏六腑各自对应的反应点,可通过刺激这些反应点来治疗相关疾病。这些反应点便是耳穴了。对于干眼症的治疗,一般我们会取一侧耳朵上 5 个主穴,分别是肝、肾、眼、目 1 和目 2,可起到补肝、益、肾明目的作用,用磁珠耳穴贴进行按压,按之以酸胀感或微痛为度。每天至少按压 4 次,2～3 天取下或由其自然脱落,再换对侧耳穴,如此可以确保穴位的敏感性。

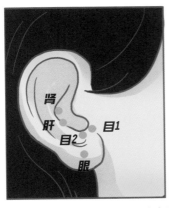

耳穴治疗干眼症

〔主穴〕
肝,肾,眼,目1,目2

〔操作〕
用磁珠耳穴贴对上述穴位进行按压,每日4次,以酸胀微痛为度,2～3天取下或由其自然脱落,换对侧耳穴

干眼症的耳穴治疗

有读者担心一个人在家耳穴贴不准、贴不好怎么办。没关系,我们还有第二个小妙招一个简单易行,那就是我们从小就做的眼保健操。眼保健操包含的多是眼周的局部穴位,比如位于眶上神经旁的攒竹穴、泪小点附近的睛明穴和下睛明穴,位于眶下裂孔处靠近

眶下神经的四白和承泣穴,泪腺附近的太阳穴,按揉和刺激这些穴位可以使泪腺分泌增加、泪道引流通畅,从而达到调节局部气血、疏经通络以及润目明目的作用。具体包括:第一节揉天应穴,取的是攒竹穴,在眉头凹陷处;第二节挤按睛明穴,在目内眦稍上方,鼻根旁凹陷处;第三节揉四白穴,在瞳孔直下,眶下裂空处,稍高些的位置;最后一节是按太阳穴轮刮眼眶,太阳穴很好找,在耳郭前方,前额颞部凹陷处,轮刮眼眶时我们食指的第二指节要用些力气才能刺激到眼周的这些穴位,轻轻刮是没有用的。每日至少 2 次,每次不少于 5 分钟的眼保健操的确可帮助防治干眼,想必很多读者都亲测有效。

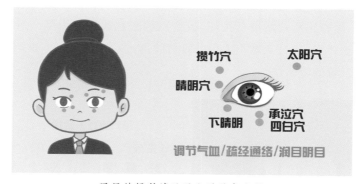

眼保健操所涉及眼穴的局部定位

最后我们用一首七字诀来总结一下:

> 眼部干涩要警惕,远离视频隐形镜;
>
> 合理休息勤眨眼,及时就诊莫忌医;
>
> 自行滴眼需谨慎,人工泪液更放心;
>
> 饮食结构要调整,换油加食深海鱼;
>
> 戒烟戒酒戒咖啡,空调粉尘要避免;
>
> 耳穴按压有奇效,眼保健操解您急。

只要我们爱眼护眼,便可远离干眼。愿各位都能拥有清澈明亮的眼睛!

17 "突"如其来的困扰

作　　者：王宇轩　住院医师
指导老师：朱振安　主任医师
单　　位：上海交通大学医学院附属第九人民医院

症状 腰腿痛，下肢麻木，大小便失禁，瘫痪

疾病 腰椎间盘突出症

 精彩导读

　　有一种疾病，它在人群中的发病率居高不下，尤其爱"缠着"中老年人；有一种疾病，它轻则引起腰腿痛，影响生活质量，重则致残瘫痪，威胁生命。它就是腰椎间盘突出症。本篇就来好好聊一聊腰椎间盘突出症的来龙去脉，从疾病来源、疾病表现、解决方案和预防手段四个维度来详细剖析并精准狙击这"突"如其来的烦恼。

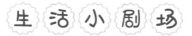

　　今天的故事首先从一个数字开始。

　　35％。

　　不久前美国发布了第三次全国健康营养调查。其中，对金融业、商业、政府机关、医生及司机等 20 多个职业从业者的全景调查显示，腰椎间盘突出症的发现率高达 35％。

35％是什么概念？如果你此时正在咖啡馆里享受午后悠闲时光，那请你现在抬起头，看看隔壁桌的他和她，如果说你们三个人里面就有一个人，现在或者将来，会患上腰椎间盘突出症，你会有何感想？可能首先出现在脑海里的就是很多问号，是你吗？是他吗？是我吗？

椎间盘突出是一个不容忽视的健康威胁。我们来跟大家聊一聊腰椎间盘突出症的来龙去脉。

1 椎间盘是"何方神圣"？它为什么"上进心"这么强，一心追求"突出"？

聊到椎间盘，就绕不开脊椎这个结构。在人体后背正中间的一条线上，有一些突起的硬硬的点状物，那些点就是脊椎的一部分，脊椎骨就像承重墙一样支撑着人体。而组成这面承重墙的"砖头"就是一节一节叠起来的椎骨，也称为椎体。但是垒墙光有砖头也不够，还需要水泥，这时候，我们的椎间盘就上场了，它就像水泥一样，在一块块"砖头"（椎体）中间起到连接、固定作用，把"砖头"垒成"墙"。但是，椎间盘和水泥又有些不同之处，水泥硬化之后变得很坚硬，但是椎间盘却有着一定柔韧性，这其实也很好理解，因为人要弯腰，我们的脊椎是需要活动的，弯腰时椎间盘必须要适应性地变形才能配合完成动作，所以椎间盘的结构其实是非常精巧的。正所谓"能者多劳"，椎间盘这么优秀，就注定它"任重道远"，但是它不会讲话，也没能力"吐槽"自己的悲惨境况，哪怕超过了它的承受能力，也只能默默忍耐，结果就这样经过了五六十年的"压榨"活活累伤了。

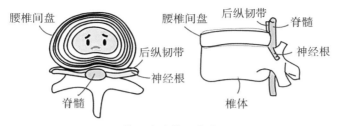

椎间盘结构示意图

② 一旦椎间盘"累坏了"，会有哪些表现呢？

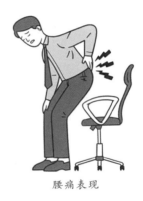

腰痛表现

要说腰椎间盘突出症最常见的表现形式，非腰腿痛莫属。尤其是从腰部起始，沿着腿部一路向下的放射状疼痛和麻木感最为典型。那最严重会是什么情况呢？就是出现了瘫痪和大小便失禁。如果突然发现自己"寸步难行"或是"悄然'尿'下"，那必须立即到医院就诊，一秒钟都不要耽误，否则可能耽误的是一辈子。

③ 腰椎间盘突出症如何见招拆招？

对于腰椎间盘突出症，我们提倡"阶梯治疗"，就是先从简单的、没有额外创伤的治疗方式着手。除非是严重到瘫痪、大小便失禁的程度，否则，如果您出现了腰腿痛且经医生诊断为腰椎间盘突出症，可根据医生建议先试试保守治疗，包括卧床休息、服药、推拿等手段。当这些手段无效时，再考虑手术治疗方案。而对于手术治疗，目前有非常多的方式可供选择。随着"武器库"越来越丰富，医生也在综合评估后，根据实际病情，选择最合适（相对安全、有效而损伤最小）的"兵器"，帮助患者"脱离苦海"。

当然了，最好不要等到疾病发生后才追悔莫及、亡羊补牢，我们还可以"料敌先机"，未雨绸缪。腰椎间盘突出症的预防，最重要有三点，一要避免受伤，二要加强锻炼，三要保持正确的姿势。前两点都很容易理解，但是什么才是正确的姿势呢？以两个最常见的姿势为例，一个是提重物，一个是久坐。大家经常容易犯的错误姿势就是弯腰90°提重物。坐姿也是常常犯错的姿势，"葛优躺"真舒爽，你爽，椎间盘可不爽。那正确的姿势是怎样的呢？对于提重物来说，应该先保持腰背尽量挺直，然后慢慢蹲下，再提起重物起身，切不可在弯腰状态提起过重的东西。而对于久坐人群，应当维持坐直坐正的坐姿，并且尽可能减少久坐的时间，时常舒展一下身体，起来站一站、走一走。

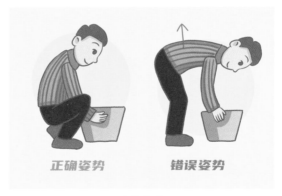

姿势指导

最后，我们再来"敲黑板"，梳理一下知识点：①椎间盘的结构精巧而功能强大，可是它太容易"积劳成疾"。②症状两宗"最"：最常见——腰腿痛、麻木；最严重——瘫痪、大小便失禁。③三招预防突出：避免劳损，加强锻炼，保持正确姿势。④治疗的"四字箴言"：阶梯治疗。

"身正不怕盘儿突"——善待椎间盘，就是善待我们自己。

18 今晚，让我们睡个好觉

2016年
二等奖

作　　者：张　兴　住院医师
指导老师：虞芳华　副主任医师
单　　位：上海中医药大学附属曙光医院

症状 失眠,不寐

疾病 失眠

 精彩导读

失眠患者的数量逐年升高,失眠也困扰着很多人。对于偶发的外界因素干扰所造成的失眠,不用太过担心。中医治疗失眠有很多特色方法,包括根据每个人不同证型而开具的中药汤药、兼具治疗和美味的食疗、家中简单易学的推拿、专业医生才能操作的针灸、舒缓悠扬的五音治疗。以上方法建议在专业中医医师的指导下进行,综合运用各种方法则效果更佳,绝不能擅自购买或乱服药品。

生活小剧场

李阿姨半年前因家中房产纠纷而导致睡眠质量每况愈下,每夜只能睡 3～4 小时,甚至有时彻夜难眠,伴有烦躁、易怒、胁肋胀痛、叹气、乏力等症状,严重影响了她的日常生活质量。李阿姨到医院做了各种检查,各项指标也都正常。调查显示,中国成年人失眠的发生率高达 38%。如今,失眠在不同年龄段蔓延,困扰着很多人。

① 失眠到底是什么呢?

《中国成人失眠诊断与治疗指南》指出,失眠是指尽管有合适的睡眠机会和睡眠环境,依然对睡眠时间和(或)质量感到不满足,并且影响日间社会功能的一种主观体验。主要症状表现为入睡困难(入睡潜伏期超过 30 分钟)、睡眠维持障碍(整夜觉醒次数≥2次)、早醒、睡眠质量下降和总睡眠时间减少(通常少于 6.5 小时),同时伴有日间功能障碍。失眠引起的日间功能障碍主要包括疲劳、情绪低落或激惹、躯体不适、认知障碍等。

简单地说,失眠就是"睡不着""睡得差"和"睡得少"。

② 失眠需要治疗吗?

"明天就要期末考试了,书还没看完呢!""出国第一天,还没倒好时差哎!""隔壁一大早就装修,还让不让人睡!"……如果你的失眠是因为这些偶发的外界因素干扰所造成,那就不用太过担心;如果去除干扰因素,你的失眠仍然没有缓解,那么需要在医生的指导下服用助眠药物,切不可擅自用药。

此外,还有一种特殊情况的失眠,是由于其他疾病造成的,比如患有带状疱疹,或因痛风发作而导致夜间疼痛难忍,老年人因前列腺疾病而夜尿频繁……碰到这些情况就应首先治疗这些原发病,原发病治好了,自然就睡得好了。

③ 中医治疗失眠有哪些特色方法?

失眠的中医病名叫"不寐",中医认为失眠的原因总体上属于阴阳失于调和,即阳盛而阴衰。中医治疗失眠有不少特色方法。

（1）中药。中药是中医治疗的核心。中医医师会通过系统的"望、闻、问、切"为每位患者开具个体化的中医处方,通过调整人体整体脏腑气血阴阳来改善睡眠状况。中医认为失眠可分为实证和虚证,具体的证型有很多种,您可以找一位专业的中医医师为您独家辨证施治。

（2）食疗。食疗是我们每个人在家里就能学会的方法。助眠的食物包括红枣、酸枣仁、百合、蜂蜜、莲子、桂圆、香蕉、苹果、核桃、藕、芹菜等。我们推荐用不同的食材针对不同的失眠证型进行食疗:心火亢盛——

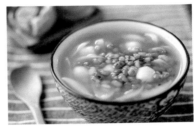

绿豆百合乳

百合莲子粥,阴虚火旺——莲心小麦粥,胃气不和——陈皮茯苓粥,心脾两虚——大枣甘麦舒心茶。夏天是失眠的多发季节,酷暑难耐的夏夜常常让人心烦意乱,此时不妨试试"绿豆百合乳"。做法也非常简单:取百合和绿豆各 25 g,加少量冰糖,煮熟后加些牛奶。"绿豆百合乳"有清心、除烦、镇静的功效。

（3）推拿。推拿其实并不难,大家都可以轻松掌握。通过不同的推拿手法,可以使人体气血疏通,改善组织供血能力,抑制神经兴奋。大家可以尝试用手指推按眼眶周围,再按揉太阳穴和眉心,最后揉按颈椎两侧的下陷处(即风池穴)3 分钟。每个穴位睡前按压 2 分钟,可以帮助改善您的睡眠。

（4）针灸。针灸是另一种中医操作方法,通过头皮针、体针、耳针等方式,针刺穴位,可以协调阴阳,扶正祛邪,疏通经络,最终达到改善睡眠的目的。常用的治疗失眠的穴位包括百会、安眠、神门、三阴交、照海、申脉。建议让专业的针灸医师为您操作,自行操作很不安全。

（5）五音治疗。五音治疗又叫音乐治疗。五行的"木、火、土、金、水"对应五脏的"肝、心、脾、肺、肾"。五音是我国古代的五种基本音阶,五音的"角、徵、宫、商、羽",正是通五行而配五脏。五音治疗运用了五行的相生相克,来帮助我们治疗失眠。因此,我们可以根据不同的失眠证型,欣赏不同的音乐：肝阳偏亢——《汉宫秋月》,阴虚火旺——《平沙落雁》,心脾血虚——《秋湖月夜》,痰热扰心——《百鸟朝凤》,心肾不交——《塞上曲》,心胆气虚——《荷花映日》。睡前听一曲悠扬的音乐还是很惬意的。

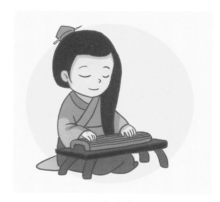

五音治疗

让我们再看看开篇那位让我们揪心的李阿姨,最终在专业中医医师的指导下,李阿姨排除杂念,保持心情舒畅,服用中药汤剂逍遥散合甘麦大枣汤,自制大枣莲藕小米粥进行食疗,睡前按揉太阳穴和眉心并听一曲《汉宫秋月》。如此坚持数周,李阿姨的睡眠质量得到明显改善,终于能睡个好觉了！所以,综合使用多种疗法,更能有效改善失眠。

需要强调的是,失眠患者应当寻求专业医师的指导,不要轻信市场上的各类助眠商品及保健品。希望大家都能一夜好眠！

小贴士

中国传统乐学理论对"音阶"这个现代概念,分别从"音""律""声"等不同角度揭示内涵。传统民族调式,最常用的主音有五个,即宫、商、角、徵、羽,相当于现在首调唱名的"do、re、mi、sol、la",称五声音阶。"五音"最早见于《孟子·离娄上》:"不以六律,不能正五音。"在《灵枢·邪客》中把宫、商、角、徵、羽五音,与五脏相配:脾应宫,其声漫而缓;肺应商,其声促以清;肝应角,其声呼以长;心应徵,其声雄以明;肾应羽,其声沉以细,此为五脏正音。

18

今晚,让我们睡个好觉

唯爱健康

「医」讲就懂

19 预防跑步猝死，您走心了吗？

作　　者：邓欣　住院医师

指导老师：陈海燕　副主任医师

单　　位：复旦大学附属中山医院

关键词 猝死，冠心病，肥厚型心肌病，心电图，心超

 精彩导读

> 运动猝死其实非常常见，发病突然，病死率高，救治效果差。大家生活离不开或大或小的运动，所以如何避免运动猝死和每一个人息息相关。对于老年人，运动猝死的主要原因是冠心病；对于年轻人，运动猝死的主要原因是肥心病。本文介绍了如何识别这两大类疾病，并展示了如何做好运动前的筛查工作，以及去医院如何正确选择心脏检查，希望树立正确的心脏保养知识，以及"预防为先"的健康理念。

生活小剧场

在中国，每年死于交通事故的人数是 6 万。可是大家知道吗，每年死于心脏性猝死的人数是 60 万！猝死人数是交通事故的整整 10 倍！而其中大部分是跑步诱发的"跑步猝死"。

跑步猝死很早就有记载。菲迪皮茨（pheidippides）是现代马

拉松运动的开创者,他为了把战争胜利的喜讯尽快传到雅典,从马拉松跑到了雅典中央广场,全程40多千米,最终力竭身亡。无独有偶,在当代社会,年轻人跑步猝死的事件屡有发生。所以,跑步猝死离我们并不遥远。

研究已经发现跑步猝死有两大杀手。

① 冠心病

姑且称之为"水管病"——顾文思义,是指供应心脏的血管发生老化,血流不通,就像自来水管道用久了会堵一样。这个病主要发生于中老年人,60岁甚至65岁以上,所以,这个年龄的人在跑步前要进行冠心病的评估。如何评估呢?首先,识别心绞痛。书上说冠心病的心绞痛是位于心前区胸骨后,但是,也有不典型的情况,比如,牙齿痛、肩膀痛、肚子痛、后背痛,都有可能是冠心病的心绞痛。其次,了解心绞痛的原因,比如天气变化、情绪激动、体力活动都可能诱发这种痛。老年人要预防冠心病,年轻人同样不能疏忽大意!

② 肥心病

跑步猝死的二号杀手是肥心病即肥厚型心肌病,姑且把它叫做"窄门病",是指血液流出去的必经之路因为心脏肌肉肥厚而受压迫导致变窄;血流出去的变少了,全身脏器缺血缺氧。这个病很隐匿,平常没有症状,剧烈运动会诱发,导致猝死。

既然跑步猝死离我们这么近,那么我们该怎么办呢?当然是重在预防!因为跑步猝死一旦发生,抢救的成功率只有3%。所谓心肺复苏,那是下下策。防患于未然才是王道所在。

如何预防呢?跑步前的自我评估非常重要,要根据平常有没有规律运动、有没有心血管疾病、日常生活有无不适来制订不同策略。首先是规律运动,对于平常没有规律运动的人,如果有心血管

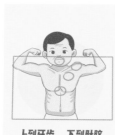

上到牙齿　下到肚脐

疾病,或者不知道有没有心血管疾病,那么不管运动量如何,运动前都应该先咨询专业意见。

如果经过评估怀疑有冠心病或者肥心病,那么就应该去医院检查。

(1)血液化验:从血里面看心脏功能,毕竟血液流过心脏,可以反映心脏的基本功能情况,比如高血脂是冠心病的危险因素,可以把血液化验作为初步筛查手段。

(2)心脏超声:看心脏的形态结构,之前说的心肌肥厚,就可以通过这个诊断出来。如果严重的冠心病导致了心肌梗死,心脏超声也可以发现。

(3)心电图:很多心脏病包括冠心病、肥心病都可以从中发现蛛丝马迹。心电图有三种检查方式:①静态心电图,休息状态下的这一分钟不到的心脏跳动情况;②运动平板试验,边跑步边检查心脏情况(记录心电图),毕竟休息时候情况正常不代表运动时候正常;③动态心电图,一天 24 小时全天候监测的心电图,包括吃饭、工作、睡觉等时刻(一旦有胸前区不舒服或胸痛发作,就可以明确是否与心脏有关),各个时间段的心脏情况一网打尽。

血液化验、心脏超声和 3 种心电图,这 5 个检查可以为您的心脏提供顶级的保驾护航。绝大多数的猝死发生在有器质性疾病的个体,只要每个人做好预防筛查工作,就可以提前发现预警信号,避免大多数悲剧的发生。

20 异物卡喉，不吐不快

作　　者：舒霁欣　住院医师

指导老师：王国增　主任医师

单　　位：上海市浦东新区公利医院（海军军医大学附属公利医院）

症 状 突发憋闷，不能发声，面色苍白、青紫，"V"字手

疾 病 气道异物

 精彩导读

　　我们在日常生活中经常会遇到气道异物的患者，情况极其危险，大多来不及送医，导致一个个鲜活的生命陨落。在此向广大读者推广腹部冲击急救法，争取第一时间能帮助排出气道异物，避免严重后果发生。为避免大家在临场的慌张忙乱，我们将腹部冲击急救法编成容易记忆的口诀，针对不同情况下的气道异物处理方法加以说明，从而达到一学就会、吐之而后快的效果。

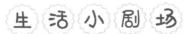

　　异物卡喉，不吐不快，我们在日常生活中，经常会遇到以下几种情况：吃饭时边吃边谈，呛住了；吃饭吃得太急、太快，呛住了；吃饭时突然受到惊吓，呛住了；边吃饭边看戏剧，哈

哈大笑时,呛住了……遇到这些情况,不知大家会如何处理呢,是翻身猛烈拍背,还是伸手去抠?这些方法都是错误的,操作不当,只会加重症状。那么,遇到这些情况究竟该如何正确急救呢?

在日常进食的过程中,进入口中的食物经过喉咙理应进入食道,但总有些意外情况,美食误入歧途进入了气道。此时,就会出现几种典型症状:患者虎口置于颈前,同时呈憋闷状,不能发声,面色苍白甚至青紫。遇到这种情况,大家该如何处理?还记得电影《人在囧途》中,王宝强饰演的角色"傻根"曾经凭借一身武艺救治过一位被枣核卡喉的老太,他所使用的秘籍便是今天我们要为大家介绍的腹部冲击急救法,也叫"海姆利克"急救法。这种方法的操作类似于电影泰坦尼克号的经典画面。大家可以请身边的家人、朋友、同事和您一同来试着做一下。

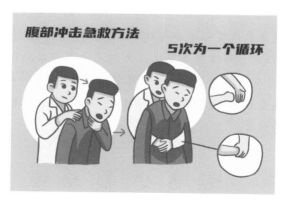

腹部冲击急救法示意图

当我们遇到有典型气道异物症状的患者,应该立即站在患者背后。然后,一手握拳,放置于患者上腹部正中,另一手环抱患者,同时握住拳头。收紧双臂，向患者的上腹部内上方用力按压。最后，以 5 次为一个循环，反复按压，直至气道异物排出。大家跟我一起数，1、2、3、4、5，（助手：咳咳，吐出异物），我们便成功救治了有气道异物症状的患者。

为了方便大家记忆，我特地为大家准备了腹部冲击急救法"四部曲"。

（1）"背"。当我们遇到一位有典型气道异物症状的患者，我们应该站位于患者背后进行施救。

（2）"抱"。一手握拳，放置于患者上腹部正中，另一手环抱患者，同时握住拳头。

（3）"收"。收紧双臂，向患者的上腹部内上方用力按压。

（4）"复"。以 5 次为一个循环，反复按压，直至气道异物排出。

讲到这里，大家一定会好奇，为什么这种方法如此简单有效呢，其实我们的胸腔好比一个充满的气球，异物就像卡在气球嘴上，快速冲击下，巨大的气压便将害人的异物快速排出。但是，这种方法是不是适用于所有情况呢？为此我也特意为大家准备了两个小故事，以打消大家心中的疑虑。

天气寒冷，相信大家跟我有同样的爱好，一个人在家吃火锅，此时手机响起一阵美妙的声音"支付宝到账 1 亿元"，我顿时一惊，一整块鱼丸便误入歧途，进入气道。虽然前面学习了腹部冲击急救法，但是苦于身边无人，这该如何是好。遇到这种情况，我们就可以采取腹部冲击自救法，利用身边的椅背或桌子的钝角快速冲击上腹部，同样以 5 次为一个循环，进行自救。如果身边恰好没有以上工具，也可左手握拳，右手握紧左手，向自己的上腹部用力按压，也能达到自救的效果。

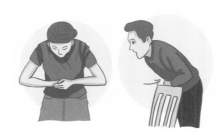

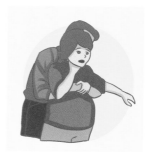

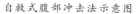
自救式腹部冲击法示意图　　　　　　胸部冲击急救法示意图

　　第二天上班路上，我遇到了一位贪吃的孕妇（助手扮演孕妇），典型的"V"字手，呈憋闷状态，面色苍白，喊不出声。想想前面学习的腹部冲击急救法，又怕伤及腹中的胎儿，这该如何是好。这时，我们可以将腹部冲击急救法加以改良，改为胸部冲击急救法，按压位置由腹部上移至胸部正中，继续以5次为一个循环，我们便成功挽救了2条生命。

小贴士

　　腹部冲击急救法五步走。

　　第一步：遇见异物卡喉，背后救治患者；

　　第二步：一手上腹握拳，一手环抱收紧；

　　第三步：双臂同时收紧，向内向上用力；

　　第四步：五次为一循环，直至异物咳出；

　　第五步：徒手借力自救，孕妇加以改良。

　　希望今后大家预防为主，专心专注进食，切记"吃东西不说话，说话时不吃东西。"切勿一心多用，这是预防卡喉的关键。遇到异物卡喉的患者，能够快速识别，立即应用本文中的腹部冲击急救法，让生命得以延续，让悲剧远离我们。

21 循病之理，走近病理科

2017年
一等奖

作　　者：李琼琼　住院医师

指导老师：韩晓玲　副主任医师

单　　位：上海交通大学附属第一人民医院

关键词 病理科，病理诊断

 精彩导读

病理科是一个陌生而略带神秘感的科室，也是一个医院必不可少的部分，但是很多人听到"病理"这个词都一头雾水，那么病理科是干什么的，为什么总是要等病理结果，病理诊断是如何做出的呢？本文就来为您揭开病理科的神秘面纱。

生活小剧场

常有患者来病理科说："医生，请帮我复印一下病历。"我叹了口气，无奈地摇头告诉他："复印病历要去病案室，这是病理科，不是病历科。"还有一些人问："医生，你们病理科是不是做化验的？"其实，常说的化验血常规和尿常规是检验科的事情，不是病理科的工作。那么，病理科到底是什么样的，病理医生是做什么的呢？

1 病理科是干什么的？

病理科是进行病理检查、做病理诊断的科室。人体的各个器官系统都会发生疾病，这些疾病种类繁多，有先天性的发育异常、病原菌引起的感染性疾病、代谢病、自身免疫病等，其中，最为人熟知、令人闻之色变的莫过于"百病之王"——肿瘤。要判断疾病是不是肿瘤，最终诊断必须由病理医生完成。临床医生从患者身上采集的细胞或者组织块是不能直接观察到肿瘤细胞的，必须送到

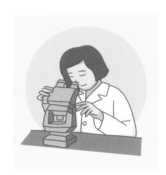

病理科医师在显微镜下
观察细胞

病理科，经过一系列特殊处理制作成非常薄的贴片，粘在小玻璃片上。这样的玻璃片放在显微镜下，病理医生便可以清晰地看到粘在上面被放大的人体细胞。肿瘤细胞"长相狰狞"、"野蛮生长"，排布得"杂乱无章"，而正常细胞"温文尔雅"、"循规蹈矩"、"队列整齐"，两者有很大差别。病理医生就像侦探一样，练就一双火眼金睛，让肿瘤在显微镜下无处遁形。

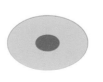
正常细胞

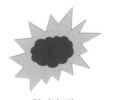
肿瘤细胞

正常细胞和肿瘤细胞示意图

2 您等过病理结果吗？

大部分来医院就诊的人都有等病理结果的经历，大家很难理

解为何超声、胃肠镜等很多检查做完之后就能看到结果，病理报告却要等好几天？不时会听到有人抱怨"这是性命攸关的事情，医生你们怎么拖拖拉拉的？""医生，报告能不能快一点？"……其实，病理报告不能像其他检查结果一样立等可取是由病理技术的特殊性决定的。胃肠镜和超声检查时，医生可以随时观察到病变，记录下来，直观快速。但是，病理检查需要把来自人体的细胞和组织做成可以直接在显微镜下观察的玻片，这一过程包括复杂的技术处理环节，制备一张玻片至少需要 1 个半工作日的时间，拿到玻片以后，病理医生看片也需要时间。每个病例的玻片数从一张到几十张不等，每一张都必须仔细检查，不能遗漏。有些疑难病例还需要做免疫组织化学检查或者分子检查辅助诊断，这又会延长病理报告的时间。为了获得可靠的病理诊断结果，这些等待的时间是值得的。

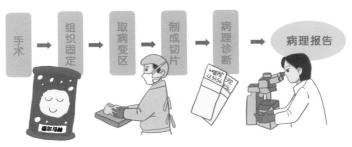

病理报告流程图

3 病理检查最快多久能出结果？

　　最快的是手术中快速冰冻检查，30 分钟可以做出病理诊断。这种方法是将组织直接冷冻、切片，优点是时间短，缺点是制片质量比较差，诊断相对困难，有一定风险，所以只有特殊情况才能做，比如判断病变性质、肿瘤良性还是恶性、手术切缘是否足够、是否要扩大手术范围等。细胞学涂片如甲状腺穿刺,将穿刺出来的少量细胞直接涂在玻片上,然后染上颜色,就可以在显微镜下看了,无须进行上述组织处理,所以耗时短,最快当天可以做出诊断。

4 病理诊断为什么重要?

病理诊断相当于对疾病的最终判决书(医学上讲是诊断疾病的金标准,法官判案的铁证)。可以解释患者发病的元凶(原因),为什么会产生相应症状并由此指导医生采取合适的治疗方式。如诊断为良性肿瘤,手术切除后一般不会复发和转移,而恶性肿瘤常进展迅速,即使切掉肿瘤也很可能复发或转移到其他部位,因此还需要后续的综合治疗,不能一切了之。除手术治疗外,放疗、化疗、基因靶向治疗、激素治疗也需要病理诊断的支持,例如:放疗和化疗对有些类型肿瘤的治疗效果不好,分子病理显示有特定基因异常的可以用靶向药物治疗等。

听完小李医生的讲解,您明白病理科是循病之理学科的道理了吧!必要的检查还是要做的哦!

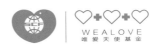

22 越嚼越痛的"温柔杀手" ——浅谈口腔科常见关节病

2017年 一等奖

作　　者：秦嘉若　住院医师

指导老师：唐小山　副主任医师

单　　位：同济大学附属第十人民医院

症状　耳前酸胀疼痛，张嘴关节弹响

疾病　颞下颌关节紊乱综合征

 精彩导读

口腔关节，即颞下颌关节，是一个灵活精密的小关节，与我们日常的咀嚼运动息息相关。而在我们每日的"运动"中，却又因脆弱容易受到伤害。

颞下颌关节疾病就像一个温柔的杀手，它悄悄地影响着人们的日常生活。究竟是什么原因让这位杀手锁定了目标？

摆脱追击，竟然有三大妙招，可以轻松应对这位杀手，如此秘籍，岂不令人心动！

生活小剧场

运动保健达人聂小倩，平日里最喜欢攀爬、长跑。为了"动"得健康，她的护具是一样不少，热身拉伸样样不落，就连康复医学也自学了起来。可是最近她不是很舒服，耳前酸胀疼痛难忍，张嘴巴还会发出声响，吃什么都不香了。去医院一查,竟然得了"颞下颌关节疾病"。这对保健小达人聂小倩的打击着实不小,平日里什么运动都如此小心,竟然还是得了"关节病"?这到底是怎样一个关节,又是何时悄悄地得病了?聂小倩百思不得其解,准备好好研究一下。

1 颞下颌关节在哪?

在日常生活中,我们的下巴——学名下颌骨,是面部唯一能活动的骨头。连接下巴和整个头部的这个小小区域,就是我们所说的颞下颌关节。大家试着张张嘴巴,用手去感受双耳前这一小块能活动的地方。

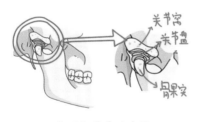

颞下颌关节示意图

颞下颌关节虽然很小,却是人体最复杂精密的关节之一,它由关节窝、关节盘和髁突共同构成。日常我们说话、张嘴闭嘴、吃东西,都会活动到它。就这么一小块关节,承担了诸多要务,所以它有时也会很脆弱。

2 "脆弱"的颞下颌关节

俗话说"惊讶得掉下巴",这个"掉下巴"确实会发生。有的人大笑、打哈欠甚至只是张嘴吃东西的时候,咔哒一下,下巴向前下方脱位,专业上叫做"颞下颌关节前脱位",也就是我们常说的"下巴掉了"。

如果下巴不断摩擦后顶关节盘,久而久之,关节盘不断被挤压变形,长此以往甚至会被磨穿。

我们的颞下颌关节离"脆弱"到底有多远呢?据流行病学研究

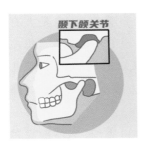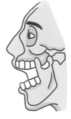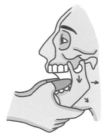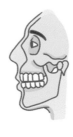

颞下颌关节前脱位和关节盘磨损示意图

表明：颞下颌关节疾病发病人群中，以 20～30 岁，学业、事业压力过大的年轻人居多。据各国报道的发病率甚至可高达 83%。而在发病人群里，来就医的患者大多数已经出现疼痛、掉下巴、关节咔哒响的症状，是疾病发生比较严重的阶段了，症状轻的时候往往没有感觉。所以我们说颞下颌关节疾病是一个温柔的"杀手"，它悄然而来，致病于无形，患病率高又容易被忽视。

③ 坏习惯引来关节"杀手"

亡羊补牢肯定不如防微杜渐，要将疾病消灭在襁褓中。那么日常中，是哪些习惯让这个"杀手"悄悄地盯上了你？

（1）大张口。伸出我们自己的三个指，打横三指的宽度，就大约是每个人大张口的正常大小，而超过三个手指的都属于张口过大。所以说像吞灯泡，这种既不雅观，又需要使劲张大嘴的危险动作，请一定不要模仿！

（2）咬硬物。每到金秋时节，江浙一带流行吃大闸蟹，而这时候我们口腔科医生最忙了，天天都有咬得关节不舒服或者把牙齿崩掉一块的患者前来。还有些同志图方便，喜欢直接用牙齿起瓶盖、咬碎核桃之类的带核坚果，这都会引起颞下颌关节酸痛不适。既然有夹子、起子这些工具，就要让它们发挥作用嘛，这样才能吃得优雅。

（3）偏侧咀嚼。因为种种原因只能用一侧嚼东西，也是大有人在。真问起来理由可多着呢："我这边蛀牙了不能咬！""我左边没有牙齿，只能在右边吃。"看看，这您都知道问题出在哪儿了，也不来治疗，非要把另一边也搞坏？两边颞下颌关节像跷跷板一样，怎么会舒服？

（4）咀嚼时间过长。还有些朋友喜欢嚼口香糖、不停地吃零食、嗑瓜子儿，结果两边关节越嚼越痛。这就像长时间运转的齿轮，不加养护，迟早要掉链子。

4 颞下颌关节不舒服应该怎么办？

普通的症状改善需要记得三件大事：改正不良习惯，每日按摩，定时热敷。当症状加重无法缓解，一定要尽早就医检查。

一起来做颞下颌关节保健操！

第一节：揉按关节。请大家伸出双手，用两根手指头，找到一开始我们提到的颞下颌关节——耳朵前面可以活动的地方。顺时针或逆时针打圈，揉按8个八拍。

第二节：耳后舒缓。伸出三根手指，放在耳朵后下方，摸到骨头之后，向内扣，感觉酸胀就是肌肉附着的地方。顺时针或逆时针打圈，揉按8个八拍。

第三节：颌下舒缓。轻轻低头，然后用自己的大拇指，放在下巴下，摸到骨头向里挪一个手指宽度，微微上推，感觉酸胀也是有肌肉附着的地方。顺时针或逆时针打圈，揉按8个八拍。

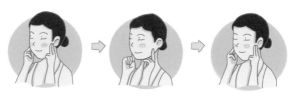

颞下颌关节保健操

每天每节操做 8 个八拍,给自己一首歌的时间,就能放松颞下颌关节和周围关键肌肉附着点,一共三节,轻松好记。

⑤ 给颞下颌关节做 SPA

上班族回到家,上网、看电视的时候也别闲着。拿一个小的热水袋,或者把热毛巾卷成卷,放在关节最痛的地方热敷 20 分钟。这样坚持一个月,不舒服的症状就能有所改善。

如果您避免了不良习惯、认真做了保健操、还不忘天天给关节做 SPA,依然不能解决酸痛不适的问题,一定要尽早来医院就诊检查,让这个温柔的"杀手"早日现形才能吃嘛嘛香。

23 肠子也会闹情绪——肠易激综合征的那些事

2017 年
一等奖

作　　者：杜聿洁　住院医师

指导老师：陈　坚　副主任医师

单　　位：复旦大学附属华山医院

症　状　反复腹痛，大便规律性状改变

疾　病　肠易激综合征

 精彩导读

民以食为天，拥有健康的消化功能是幸福生活的基本保障。肠易激综合征的患者约占所有人群的 11%，他们饱受反复性腹痛及大便改变的痛苦，日常生活及社交受到严重损害。此外，因为社会大众很少接受对该类疾病的健康宣教，导致其对该病的了解有限。调查发现，约 5 成患者既无就医意识，也无就医行为，生活质量明显下降。

本文介绍了肠易激综合征的基本识别方法，以及日常生活中的预防和控制措施。

生活小剧场

老王有两大热爱：火锅与冰可乐。最近老王工作繁忙，白天坐着谈业务，一谈就是一整天，下班后为了释放压力，火锅可乐双管齐下。渐渐地，老王经常会肚子痛，排便次数也变得不规律,有时候一天两三次,还有大便稀薄。如此三番瘦了不少。于是老王到医院经过一系列检查,最终医生诊断老王是患上了肠易激综合征。

1　什么是肠易激综合征?

　　肠易激综合征是一种慢性低度肠黏膜炎症反应,是功能性胃肠道疾病的一种,这种病与性别、年龄及胃肠道感染等多种因素相关。全球患病率波动于 5％～24％,亚洲地区患病率为 5％～9％,50 岁以下人群更常见,女性患者人数约为男性患者的 2 倍。

2　如何确诊肠易激综合征?

　　肠易激综合征患者通常有反复性腹痛,每周至少发作 1 次,发作持续大于 3 个月,以及以下 3 项症状中至少 2 条:①与排便相关的腹痛;②大便频率改变;③大便性状改变。当然,以上仅作为需要就医的参考标准,具体诊断应由专业医生做出,并且通常辅以客观检查以排除器质性改变。

　　医生经过耐心询问发现,老王总是在排便前出现反复肚子痛,大便的样子和排便次数异常已有半年余。为谨慎起见,医生安排老王在 2 天后做了肠镜检查,未见明显异常,这些坐实了老王"肠易激综合征"的诊断。

　　除了生理改变,肠易激综合征对患者的心理及社会状态也带来了负面影响。最常见的三种负面表现分别为进食减少、焦躁不安、日常活动减少。

3　肠易激综合征有预防的办法吗?

　　要避免或缓解上述症状,除了专科医生的帮助,患者在生活中

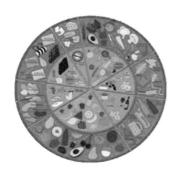

肠易激综合征患者的
绿灯食物和红灯食物

也可自助。

（1）调节饮食结构：以低发酵性、低聚糖、双糖和单糖的食物为主，这类食物可减少氢气、组胺、羟基苯甲酸等。如果用交通红绿灯代表，绿灯表示安全畅通无阻，红灯表示禁行，那么代表型绿灯食物有胡萝卜、鱼肉、鸡肉、草莓、茶饮等；红灯食物包括西兰花、小麦类加工产品、奶类、豆类、蜂蜜、西瓜等。

（2）适当锻炼：建议以低至中等强度的有氧运动为主，每天30分钟，每周5天。如：太极拳、中速步行（30分钟行2～2.5千米）等。

（3）可以选用合适的益生菌：建议以食用酸奶/菌群补充剂等方式摄入双歧杆菌、乳酸菌及酪酸菌。

经医生诊断后，老王对自己近半年身心压力重重的生活方式进行了自我检讨，十分后悔没早些来看病，严重影响了生活质量。他愉快地接受了医生给出的饮食及运动的相关建议，接下来的半个月首先割爱火锅与冰可乐，调整工作节奏，且步行上下班，劳逸结合。慢慢地，他的肚子不痛了，大便也恢复了规律。回望这一场病，老王感慨：要是早点了解这种病、早点治疗就好了！

24 宝宝喂养不发愁，粗细搭配更健康

作　　者：许　旭　住院医师
指导老师：肖　园　副主任医师
单　　位：上海交通大学医学院附属瑞金医院

症 状	呕奶，腹胀，腹泻，营养不良
疾 病	婴儿喂养不当导致的腹泻及营养不良等

精彩导读

　　科学合理喂养对 0～24 月龄婴儿来说至关重要。喂养与婴儿的营养状态密切相关，正确喂养可促进婴儿的生长发育及智力发育。本文介绍了如何根据月龄选择最佳的喂养方式、各月龄婴儿的喂养知识及科学喂养的注意事项。

生活小剧场

　　儿科门诊来了一位焦虑的妈妈，她的宝宝现在 9 个月了，出生时身体健康，之前也一直很好，最近却频繁恶心及呕吐。粪便常规、血常规和 B 超检查都没有问题，益生菌吃了也无好转，她十分担忧。医生在询问喂养情况时，她特别笃定地说："我们喂得特别仔细，吃东西都很注意，不好消化的都不吃。""什么叫不好消化的东西？""就是粗粮等不好消化的我们都不吃，吃的都是精白米。"根据这点线索，检查发现宝宝维

生素 B₁ 缺乏,医生进行针对性治疗后症状很快消失。

　　该宝宝就是喂养不当导致的维生素 B₁ 缺乏症,其实只要辅食中添加适当的粗粮就可以完全避免上述情况的出现,可见婴儿科学合理喂养十分重要。

　　科学合理的喂养对婴儿的健康成长至关重要,正确的喂养可促进婴儿的生长和智力发育。了解及学习婴儿期各月龄最佳喂养方式、知识及注意事项,是每位年轻父母的"必修课"。

　　简单地说,母乳、配方奶、辅食是婴儿喂养的三部曲。

① 母乳,是婴儿最好的食物!

　　建议出生后至 6 月龄的婴儿完全母乳喂养。婴儿前 6 个月内所需要的维生素基本上可从母乳中得到满足。母乳含有充足的营养成分,且其中的乳清蛋白易于消化吸收,氨基酸的构成适合婴儿生长且利用率高,牛磺酸可促进脑发育,不饱和脂肪酸可促进视力发育和神经系统发育,乙型乳糖既可促进钙的吸收,又能诱导肠道正常菌群的生长。母乳所含矿物质虽然总量少于牛奶,但更适合婴儿肾脏排泄,钙、磷比例合适易吸收。母乳中含有多种免疫活性物质(如免疫球蛋白、免疫细胞、溶菌酶等)可提高宝宝的抵抗力。

　　母乳喂养要点及注意事项:

　　(1)母乳喂养时,只需坚持平衡饮食。母亲每天能量摄入应比平时适度增加,保证足够的乳汁,应继续孕期的维生素及矿物质补充。母乳中的蛋白

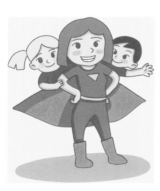

超人妈妈

质、脂肪、乳糖等受母亲膳食影响不大,因此不需要额外补充大量高蛋白质食物。

但微量元素及脂肪酸(DHA)受母亲饮食影响明显,建议每周食用 1～2 次深海鱼。

(2)母乳喂养的婴儿需注意维生素 D 及维生素 K 的补充。维生素 D 因难以通过乳腺进入乳汁,应在婴儿出生 2～4 周后补充维生素 D(400 IU/d)。母亲在哺乳期应多吃富含维生素 K 的食物,如黄花菜、菠菜、鱼、蛋类等。

② 母乳不足或不宜母乳喂养时可以使用配方奶

在选择配方奶时,需重点关注配方奶的成分。在品质有保证的基础上,应优先选择含有较多乳白蛋白、亚油酸、DHA、牛磺酸等的配方奶。

配方奶粉喂养过程中需时刻注意奶瓶的卫生,规范、规律消毒。要采用正确的冲配方法,因为喂养时奶粉过浓或过淡都可导致婴儿腹泻,严重时甚至给肾脏带来损伤。喂奶姿势要正确,使奶嘴充满奶液,避免吸入空气而引起婴儿腹胀、溢乳。

③ 抓住添加辅食的最佳时机

添加辅食是宝宝尝试、学习及过渡到正常饮食的关键过程(见表 24 - 1)。

表 24 - 1　添加辅食的时间和种类

4～6 个月(泥状食物)	米汤、米糊、稀粥果汁、菜泥、水果泥
7～9 个月(末状食物)	粥、烂面、饼干、鱼、肝泥、肉末
10～12 个月(碎烂食物)	软饭、馒头、面包、碎肉、煮烂的蔬菜

辅食添加方法要正确,两次奶中间不能添加辅食。辅食应在

24
宝宝喂养不发愁,粗细搭配更健康

吃奶前后添加。不宜因添加辅食增加吃饭次数,不要在一天内添加两种以上未接触过的食物。

新手妈妈小课堂

1. 如何评估宝宝的喂养情况?

①评估宝宝体重是否正常增加。宝宝出生后前半岁每月长 0.6 kg,后半岁每月长 0.5 kg 均为达标。②评估大便情况。母乳喂养的宝宝大便呈黄色或金黄色,如膏状或糊状,偶尔稀薄而微呈绿色,有酸味但不臭,每天排便 2～4 次;配方奶喂养的宝宝大便色淡黄或呈土灰色,质较干硬,常带奶瓣,有明显臭味,每天排便 1～2 次。

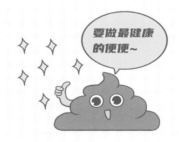

要做最健康的便便~

2. 母乳喂养时还需要喝水吗?

宝宝小于 6 个月时不需要喝水,因为母乳完全可以满足宝宝生长发育所需,其中包括水分。母乳中主要的成分就是水,可以达到 87%,能够满足宝宝身体所需。

3. 安抚奶嘴能用吗?

不建议使用安抚奶嘴,特别是 1 月龄以内,会影响母乳喂养习惯的建立,导致过早断母乳。

WE ALOVE
唯爱天使基金

2017年
一等奖

25 医院里的"照相馆"
——走近影像学检查

作　　者：齐　航　住院医师
指导老师：席　芊　主任医师
单　　位：同济大学附属东方医院

关键词 影像学检查

 精彩导读

"X光、CT、MRI 都有啥区别啊?""钱不是问题啊,为什么不给我用最贵的?""为什么要做这么多检查,只用一种不行吗?""有辐射吗?"这些大概是开具影像检查申请单时最常听到的几个问题了。影像学检查手段多样,各种技术原理不同,优势各不相同。本文从实例入手,深入浅出地介绍影像学检查。

生活小剧场

　　脊柱外科病房内两位病友正在讨论各自的病情,原来他们两人都是因为腰痛入院的,但是两个人进行的影像学检查却不尽相同:10 床 27 岁的小张,做了 X 线检查;11 床 55 岁的老刘做了 CT 和 MRI 两种检查。他们两个人都犯起了嘀咕,都是因为腰痛住进来的,怎么做的检查还不一样呢?

X射线自1895年由德国的伦琴发现以来,主要应用于医学诊断。X线有"欺软怕硬"的特性,当X射线穿过人体时,会被不同程度地吸收,遇到"硬的"骨骼被吸收得多,遇到"软的"肌肉被吸收得就少,这样下来X线穿透人体后残余的X射线量就不一样,同时也间接反映了人体各部位密度的信息,在胶片上就形成了明暗不同的黑白影像。

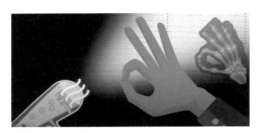

X线成像示意图

　　但是这张图像并不立体,组织都重叠在一起,给诊断带来了许多不确定,那么我们该怎么把重叠在一起的组织分开呢?

　　于是CT应运而生。CT的本质还是X线穿过人体后的衰减。简单来说,现代CT机就是利用滑环技术使得X线发射装置球管和探测器可连续旋转并同时曝光,最后运用计算机技术重建出更加准确的黑白图像。

　　在CT检查时,如果遇见与正常组织密度相同的病灶时,我们还需要使用对比剂来提高对比。

　　这时候隔壁床老刘说了,X线和CT检查的本质都是X线,那都有辐射喽,那我为什么还要做磁共振啊?那不是辐射最大的吗?

　　其实不然!大家不要谈"核"色变,磁共振检查是完全没有辐射的。

　　俗话说得好,女人是水做的,不错,但我们说男人更是水做的。水在大家体内的分布非常广泛,不同的组织含水量也不同,而氢原

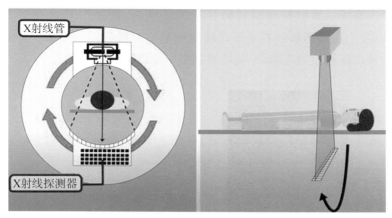

CT 机原理示意图

子在水中分布最多。磁共振检查就是通过改变外部磁场的强度和分布,使得人体内不同部位的氢原子产生信号,进而探测水中氢原子信号的分布,来推测出水分子在人体内的分布,那么如果把含水丰富的水果放进核磁共振仪会看到什么呢?我们来欣赏一下水果的精细结构吧。

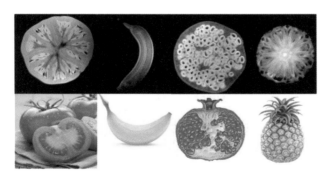

磁共振下的水果

听小齐大夫讲完了这几种检查的原理,下面我们再回到病房来看看这两位病友的检查结果。

原来小张的腰痛罪魁祸首是腰椎滑脱，通过 X 线腰椎侧位片，我们可以清晰地看见第四腰椎相对第五腰椎向前滑脱。针对这种椎体骨质的毛病，X 线检查就基本可以满足诊断需求。

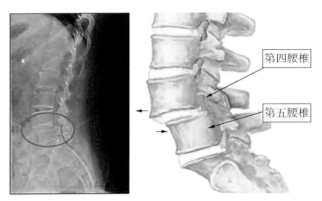

第四腰椎

第五腰椎

小张的痛苦之源

折磨老刘的元凶究竟是什么呢？我们来看看他的检查结果吧。原来老刘是腰椎间盘突出，从 CT 图像上我们可以清晰看见椎间盘向后突出。

但是 CT 图像上也看不清神经，那么突出的椎间盘是否压迫了神经根呢？看来只有利用磁共振了。

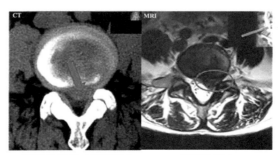

正常椎间盘（横断面）　　　椎间盘突出

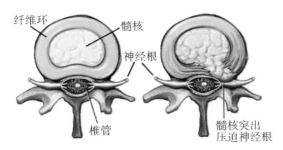

纤维环　髓核

神经根

椎管

髓核突出
压迫神经根

老刘的痛苦之源

果然,磁共振检查结果上很明确地看见了腰椎间盘突出的形态以及对左侧神经根的压迫,谜底揭开,老刘长舒一口气。

最后,用六句话总结:

检查原理各不同,没有高低贵贱分;

不同部位区别看,多种检查要搭配;

耐心配合很重要,医患携手战病魔!

小贴士

如何正确看待 CT 检查的辐射?

CT 的危害主要来源于 X 线产生的电离辐射。电离辐射可破坏人体内某些大分子结构,损伤细胞,从而损伤人体。

其实,即使不做 CT 检查,生活中也有辐射在我们身边:

(1)坐飞机 20 小时的剂量为 0.1 mSv。

(2)每天吸 20 支烟,每年的总剂量为 0.5~2 mSv。

(3)接受地铁安检的乘客每年可能接受的剂量 < 0.01 mSv。

(4)每个人每年所接受到的天然背景(本底)辐射剂量为 2 mSv 左右。

根据我国放射防护标准中规定:

（1）放射工作人员每年剂量限值是 50 mSv。

（2）五年内每年接受的平均辐射上限是 20 mSv。

也就是说，只要接受的总辐射量控制在安全数值内就是安全的！

从动物实验来看，除非长时间、大剂量暴露在辐射中，否则，出现癌变、发生骨髓抑制的概率很低很低。

26 拿什么拯救你，我的"视"界

2017 年
二等奖

作　　者：郭　婷　住院医师

指导老师：宋洪元　副主任医师

单　　位：上海中医药大学附属上海市中西医结合医院

关键词 老年性白内障，白内障手术，人工晶体

 精彩导读

　　老年性白内障是眼科最常见的致盲性眼病之一。据统计，我国 60～89 岁人群中白内障发病率约为 80％，90 岁以上人群中白内障发病率高达 90％以上。随着我国人口老龄化进程的加快，改善老年患者的视力、提高老年患者的生活质量是目前眼科医生迫切需要进行的工作。本文通过简述老年性白内障的一些相关知识，为已确诊白内障的老人们指明道路。

生 活 小 剧 场

　　像每一个工作日一样，换好白大褂，打开电脑门诊工作站，我迎来了今天的第一位患者——刘大爷。他在家属的搀扶下走进了诊室，坐在了我面前。

　　我例常询问："大爷您眼睛怎么了？有什么不舒服吗？"

　　刘大爷："看不见，看不见呐！糊涂呀！"

　　我又问："发现看不见多长时间了？"

刘大爷："好几年了，越来越糊涂，报纸都看不了。"

同时伴随着刘大爷一声叹息。

那么刘大爷的眼睛到底怎么了？

1 老年性白内障的发生

老年性白内障又称为年龄相关性白内障，我们的眼睛里有一个晶状体，类似于照相机的镜头，用于对准焦距，看清外界物体。随着年龄增长，晶状体出现了混浊，便是白内障了。衰老是白内障最常见的原因，多见于 60 岁以上人群，随年龄增长而发病率增高，主要与老年人代谢缓慢发生退行性变有关，同时与长期的日光照射、内分泌紊乱、代谢障碍等因素有关。

透明晶体 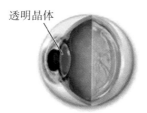 混浊晶体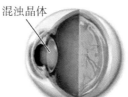

正常与白内障眼球晶状体

2 老年性白内障有哪些症状？

逐渐性的视物模糊是老年性白内障最常见的症状，看东西的时候就像是遮了一层纱布，这往往也是大多数患者就诊的第一主诉。同时，患者对光度、色彩的敏感度亦会下降，比如在白天的强光下，看东西时模糊的感觉会更重，同时还伴有视物的重影，等到夜间，情况就会好转；近视度数加深，眼前的固定性黑影或视物发暗、畏光等都有可能出现。很多老年人得了白内障后慢慢发现自已变成了近视眼,看报纸、读书反倒不用戴老花镜了;年轻的时候从来没戴过近视眼镜,上年纪了倒成近视眼了。大爷大妈们感到很迷茫,其实这是因为白内障形成后改变了晶体的屈光状态。好多白内障患者也会发现看东西时眼前总有一个或几个小黑点,眼珠子转动时小黑点却不动,赶紧跑到医院跟医生说眼睛里飞进去蚊子了,其实不然,小黑点就是局部混浊形成的白内障。

3 老年性白内障如何治疗?

目前,全世界范围内治疗白内障唯一有效的方法就是手术,这是全球眼科医生的共识。现在还没有一种药物被证明可以确切有效地防止、延缓或治疗白内障。

好多患了白内障的老年人因为害怕开刀,常常询问有没有药物可以治疗,给了很多无良商家可乘之机,滴眼液就是其中一种。许多老年人,一听到要去医院,要做手术,就会心里打鼓,而滴眼液正是利用了老年人恐惧开刀的心理,虚假宣传不开刀也可以治好白内障。

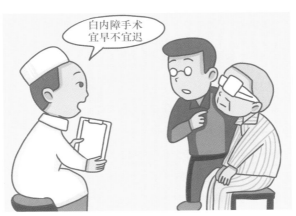

白内障应尽早手术

白内障不严重时,手术相对比较简单,术后恢复快;但是,如果坚持滴眼药水,拖延到白内障过熟再进行手术治疗,会增加手术难度,不仅花钱更多,还可能影响术后的视力恢复。有些患者还可能出现青光眼、葡萄膜炎等严重并发症。

4 手术后效果如何?

白内障手术的成功率高,术后效果取决于眼底情况。眼底就好比照相机的胶卷,用来成像用的眼底情况好,大部分老年人能提高视力。如若伴有一些眼部病变,如青光眼、虹睫炎、视网膜脱离、黄斑病变、视神经萎缩、糖尿病视网膜病变等,就会影响术后效果。术后第二天拆除纱布就不会再包扎了,视力同时就会改善,见效非常快!

5 什么是人工晶体植入,需要定期清洗更换吗?

人工晶体植入术就是在自身的混浊晶状体摘除后,在同样的位置植入一个人造的透明镜片代替自身的晶状体手术,对人体无任何影响。人工晶体植入后,若没有产生脱位或造成并发症,可终身使用,不需更换、清洗。

6 白内障手术后要注意什么?

手术后初期应避免灰尘,遵医嘱滴用眼药,避免揉眼或碰撞眼睛,洗漱时避免脏水入眼,定期到眼科门诊复诊,复诊1月后没有不适情况就不需要再去医院了。

以上就是老年性白内障从发病到手术治疗结束重新恢复视力的全过程。老年人的视力恢复了,不仅减轻了家里人的负担,更重要的是,他们自己正常的生活又回来了,看书、看报、上网、炒股、逛街、出行旅游……想做什么就做什么——你的"视"界又回来了!

27 秋季腹泻——"轮"流来袭怎么办？

作　　者：庄于修　住院医师

指导老师：柴毅明　副主任医师

单　　位：复旦大学附属儿科医院

| 症状 | 腹泻,发热,恶心,呕吐 |

| 疾病 | 秋季腹泻,轮状病毒腹泻 |

📖✏️ **精彩导读**

　　每逢秋季,腹泻的小朋友特别多,很多因为轮状病毒感染所引起,又称秋季腹泻,其实一年四季都有感染风险,只不过秋天发生率最高。除了腹泻以外,还会伴有发热、恶心、呕吐、咳嗽等表现,如果腹泻严重可能会造成脱水及电解质紊乱,甚至引起休克,危及生命。因此我们要学会判断病情的严重程度,轻症时可以自己在家里饮用口服补液盐及对症处理,严重时要及时到医院就诊。做好手卫生,定期将衣物、玩具、环境消毒。接种轮状病毒疫苗可以有效防范轮状病毒的感染。

生活小剧场

　　每逢天凉好个秋,宝宝腹泻不停休;医院人多真忧愁,父母心急泪满流。每到秋天,因为腹泻来医院就诊的孩子特别多。是什么原因引起的呢?拉肚子都需要到医院排队看医生吗?可不可以自我预防,免去看病的苦苦等待呢?

1 什么是秋季腹泻?

"秋季腹泻",顾名思义好发在秋天,但其实一年四季都有感染的可能,主要是由轮状病毒感染所引起。轮状病毒因病毒长得像轮子一样而得名。

这可怕的小轮子是怎么滚进小朋友肚子里的呢?轮状病毒主要通过粪-口途径传播,例如家里有人感染了轮状病毒,病毒通过感染者排泄的大便,不小心污染了家里的环境、衣物等,小朋友又总喜欢东摸摸、西扣扣,见到好奇的东西就往嘴巴里塞,很容易造成病毒的感染,3个月到3岁的小朋友是主要的易感人群。

年龄大的孩子会表达"肚子痛""拉肚子了",但年龄小的孩子不会说,因此要特别提醒爸爸妈妈,每次换尿布时一定要看一看大便是不是稀稀烂烂的,闻一闻大便是不是臭臭的,甚至带有腥味?如果换尿布的次数和尿量比平时减少,则一定要特别留心。

2 秋季腹泻有哪些常见表现?

(1)蛋花汤便、腥臭味。

(2)起病较急,发热 38~39℃。

(3)恶心、呕吐、腹痛。

(4)咳嗽、流涕。

其中以蛋花汤便为秋季腹泻最典型的表现。

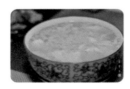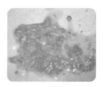

蛋花汤和蛋花汤便相似度对照

当宝宝腹泻时最担心的是脱水造成的危险!

3 脱水有什么表现呢？

1）轻、中度的脱水

（1）和平时相比活动减少，不太活泼。

（2）小便次数减少、尿量减少（小婴儿要关注更换尿布的次数是否减少）。

（3）嘴唇稍干燥、口渴。

（4）哭闹时泪水减少、眼窝稍凹陷。

（5）婴幼儿前囟稍凹陷。

（6）皮肤可能比较干、弹性尚可。

2）重度脱水

（1）精神烦躁、萎靡、昏睡。

（2）皮肤明显干燥。

（3）双眼、双颊明显凹陷。

（4）四肢冰凉、发白。

（5）少尿或无尿（小婴儿每天只更换 1～2 次尿布）。

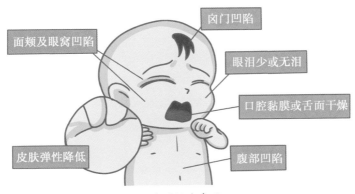

囟门凹陷

面颊及眼窝凹陷

眼泪少或无泪

口腔黏膜或舌面干燥

皮肤弹性降低

腹部凹陷

脱水的临床表现

若是轻度脱水,可以选择在家附近的药店购买口服补液盐,依据药品说明书,计算不同年龄段及体重孩子的补液量,若一次喝不进去可多次饮用,及时补充水分及电解质。

若判断宝宝为重度脱水时,请不要犹豫,赶快去医院就诊。重度脱水可能会造成代谢紊乱、电解质紊乱、酸中毒、抽搐、休克,非常凶险!

另外出现以下情况也请至医院就诊:

(1)持续发热。

(2)呕吐频繁,或呕吐物为绿色、血丝或咖啡渣状。

(3)大便带血。

(4)严重腹泻、腹胀、腹痛。

(5)哭吵明显不能哄睡。

(6)不吃、不喝或精神不佳。

在看诊的时候,我们也常常碰到家长询问"宝宝感染了轮状病毒,是不是要禁食,让胃肠休息休息?"其实应该继续饮食,因胃肠道空虚会更加促进肠道蠕动,反而加重腹泻,恶性循环。当然,饮食内容要以易消化、高营养、富含优质的蛋白质为主。

④ 是否要用抗生素?

又有家长会疑惑,感染了轮状病毒是不是要使用抗生素把病毒杀死呢?其实正常情况下轮状病毒感染是不需要加抗生素的,因轮状病毒主要侵犯的是小肠黏膜,造成黏膜损伤,使水分吸收减少,而导致脱水,使用抗生素是无效的,除非医生考虑合并有细菌感染会酌情调整。

着急的爸妈这时就会想:"我一直在给宝宝喝口服补液盐,但他怎么拉了两三天还不好?"这时候就要跟爸爸妈妈解释了,其实肠黏膜的修复和痊愈需要一周左右的时间,在这个过程中可观察大便次数是否减少,大便的性状是不是比较黏稠。如果大便次数比先前减少、大便的性状也逐渐成形，小朋友精神状态变好，尿量正常，是不需要太担心的。

轮状病毒是能够预防的，只要我们定期接种轮状病毒口服疫苗（3 岁之前每年接种一次），鼓励母乳喂养，定期清洁消毒宝宝的衣物、用品、玩具等便可以预防。其中最简便有效的措施是手卫生消毒，能有效地切断病毒的传播途径，而七步洗手法是手卫生消毒最彻底清洁的方式。如能做到饭前、便后都认真洗手，相信轮状病毒都能远离我们！全家一起来，呵护双手、远离感染吧。

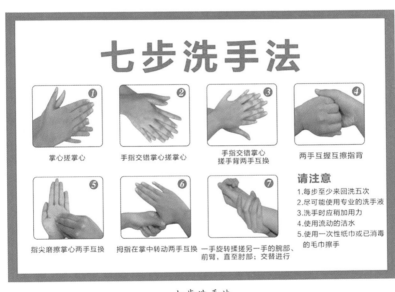

七步洗手法

唯爱健康「医」讲就懂

2017年
一等奖

28 重回美好"视界"

作　　者：苏　蕴　住院医师
指导老师：周慧芳　主任医师
单　　位：上海交通大学医学院附属第九人民医院

症 状　眼球突出，结膜水肿

疾 病　甲状腺相关眼病

 精彩导读

> 是什么让原本帅气逼人的小伙不得不天天戴着泳镜？是什么让原本阳光温柔的他变得"怒目圆睁"？本文通过"泳镜哥"从"痛不欲生"到"重拾自信"的经历，形象介绍了一直困扰着他的疾病——甲状腺相关眼病。

生活小剧场

一天，门诊来了一位"奇怪"的患者。他身材高大，穿着斯文，却戴着一副泳镜。摘下泳镜后，我看到的却是一双布满血丝、"怒目圆睁"的眼睛。他说三年前自己得了甲亢，双眼也逐渐突出，连睡觉时也没办法闭合，双眼干涩，无奈之下只能戴泳镜来解决。

"泳镜哥"被诊断为甲状腺相关眼病，本以为只需要治好甲亢，一切都会好起来，却没想到"突眼"给他的生活带来了更大影响。他向医生哭诉："苏医生你看，这是我原来的照片，虽不算阳光帅气，但也是萌萌的小鲜肉，可是你看我现在的样子……工作丢了，老婆跑了，朋友没了，我的生活简直'痛不欲生'！"

"痛不欲生"——以前我从没想到甲状腺相关眼病的患者会用这四个字来形容自己的生活，毕竟比起肿瘤、冠心病这类性命攸关的疾病，它太容易被人忽视了。像"眼镜哥"这样的患者还有很多，有的自从患病后，亲戚朋友都认不出自己，有的甚至几年不敢拍照。他们的经历让我意识到，甲状腺相关眼病不是微不足道的小病，它的治疗也不是一朝一夕的事。

患者经常会问到这些问题：甲状腺相关眼病是什么？患者的眼部有什么变化？会影响视力吗？应该如何治疗？能治好吗？

甲状腺相关眼病又称 Grave's 眼病，本质上是一种自身免疫性疾病，也是成年人最常见的眼眶病。"甲状腺"和"眼眶"，他们看似毫不相干，但由于在免疫学上有相似之处，使一个病既可以引起甲状腺功能异常，又会发生各种各样的眼部问题。

人的眼眶就像一个房间，四面墙就是眼眶壁，房间里有眼球、神经、肌肉和脂肪等。受到免疫系统的攻击之后，该部位的肌肉和脂肪变性，体积随之慢慢变大，逐渐压迫眼球和神经。由于空间有限，房间变得越来越拥挤，眼球为了改善"住房条件"，只能"违章搭建"到屋外，于是便出现了

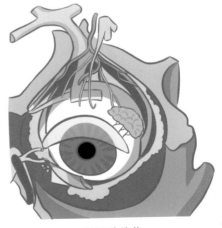

眼眶的结构

一系列眼部结构和视力等改变,待压迫发展到一定程度后,就会影响到视神经,出现视力下降,甚至视力丧失。

还会出现情绪激动、心率加快、双手颤抖、眼球突出、眼睑退缩等症状。

和"泳镜哥"一样饱受这些症状困扰的患者还有很多。他们最关心的一个问题,就是"医生,我的突眼还回得去吗?"

甲状腺相关眼病应该如何治疗呢?首先,是病因控制,例如控制甲状腺功能、严格戒烟等;其次,可以应用一些简单的方法改善不适症状,比如"泳镜哥",其实大可不必用泳镜来减轻眼部干涩,最简单的方法是使用眼药水、眼膏等来保护角膜,缓解异物感;最重要的自然是及时就医,尤其是当眼部症状加重、影响日常生活时,专科医生可以提供包括口服药物、放射治疗甚至手术治疗等多种改善外观同时挽救视力的手段。

在门诊初次见面的一周后,"泳镜哥"接受了系统的指导和治疗,并最终接受了眼眶减压手术。手术很成功,他的视力从 0.1 恢复到 0.6,"怒目圆睁"的双眼也退了回去。揭开纱布的那一刻,他欣喜地看着镜子里的自己,感叹道"你们真是魔术师!一下就把我的突眼变回去了!"

甲状腺相关眼病本质上来说是一种影响甲状腺和眼眶的自身免疫性疾病。除了造成外观的改变,它还会给患者带来视力乃至心理影响。只要及早经过正确的处理和综合治疗,甲状腺相关眼病还是可以被矫正的。

WEALOVE
唯爱天使基金

29 捋直"蚯蚓腿"

2017 年
一等奖

作　　者：贡翊斐　住院医师
指导老师：王小平　主任医师
单　　位：上海中医药大学附属市中医医院

症 状　下肢酸胀,伴蚯蚓样突起,老烂腿,踝部水肿

疾 病　下肢静脉曲张

精彩导读

你是不是发现自己腿上的血管像蚯蚓一样弯曲突出皮肤？是不是时常感到下肢酸胀不适有时还有抽筋？当心"蚯蚓腿"可能已经盯上你了！得了"蚯蚓腿"别害怕,小贡医生教你保护自己的美腿。

生活小剧场

病房里有个"老患者"——老张,76 岁,因为下肢静脉溃烂反复住院,久治不愈,痛苦万分,溃疡时常还伴发着阵阵恶臭,导致其老烂腿的罪魁祸首就是 30 年的下肢静脉曲张。由此可见,下肢静脉曲张如果不及时就诊,不仅会影响美观,还会威胁我们晚年的生活质量,甚至引起肺栓塞而丧命！

若不想得老张那样的老烂腿,就一定要高度重视,具有三"早"意识:早预防、早发现、早治疗。

1 "蚯蚓腿"最喜欢盯住哪些人?

有家族遗传史的朋友要小心,父母均是"蚯蚓腿"患者,后代的发病率高达 90%;双亲中如有一人是"蚯蚓腿"患者,则女生的发病率高于男生。据统计,全球下肢静脉曲张的发病率为 8.89%,21 世纪初我国大约有 1 亿"蚯蚓腿"患者。除了遗传因素外,它还特别眷顾那些长期站立和负重的朋友,如举重者、搬运工等。

2 "蚯蚓腿"的幕后真凶是谁?

人体站立时,静脉血由下而上向心脏回流,为了帮助其顺利完成这个任务,在人类进化过程中,产生了一个非常神奇的产物——"静脉瓣"。静脉瓣犹如"单阀门"一样存在于体内,这样的"阀门"有几十对,第一对"阀门"至关重要,一旦受损,静脉血将无法正常向心回流,随着重力的影响,久而久之,下肢静脉就会迂曲、扩张、变形,突出皮肤犹如蚯蚓一般,"蚯蚓腿"也由此得名。

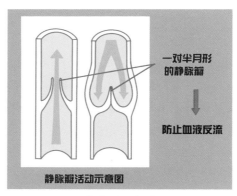

静脉瓣示意图

3 日常生活中如何发现是否患有"蚯蚓腿"呢?

（1）肉眼可见下肢血管像蚯蚓一样弯曲突出皮肤，就如图片中一样弯弯曲曲，有的如球状突出。

（2）隐形症状，也就是那些看不见摸不着的症状，比如：夜间小腿抽筋感，有时候不一定是缺钙，还有可能是下肢静脉曲张在作祟；踝部胀痛、水肿，小腿酸胀不适，久行久站后明显感到小腿肿胀。皮肤毛细血管扩张，皮肤色素沉着：由于长期的静脉高压导致小腿部位毛细血管通透性增加，红细胞渗出后破裂，血红素在皮下沉积，使得皮肤变黑，从点状到片状发展。最严重的症状是肺栓塞：静脉曲张患者会在曲张的浅静脉内形成血栓，表现为局部红肿痛，硬块形成，疼痛影响行走。如果不及时治疗血栓有可能向上或通过交通静脉蔓延到深静脉，造成深静脉血栓，有肺栓塞危及生命的风险。

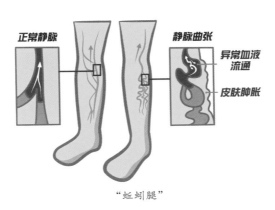

"蚯蚓腿"

4 得了"蚯蚓腿"应该怎么办?

（1）穿着医用弹力袜。医用弹力袜并非女生平日穿的连裤袜，它的压力级数由踝至上逐渐减小，在踝部建立最高压力，帮助静脉血由下至上向心回流。而连裤袜的压力级数是上下均等的。在此也透露个秘密,医用弹力袜还有美腿、瘦腿的功效哦!

（2）改变生活中不良习惯,比如盘腿坐、跷二郎腿。

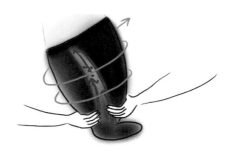

医用弹力袜压力示意图

（3）避免长时间久站久坐。长时间站立会加速"蚯蚓腿"的发生,建议大家站或坐超过一小时就要起身活动一下。

（4）选择合适材质的鞋子。因为材质过硬的鞋容易导致静脉摩擦破裂出血,"蚯蚓腿"患者一旦皮肤破损容易发展成为"老烂腿"。

（5）得了"蚯蚓腿"的朋友可以热水泡脚吗? 答案是"请谨慎",因为过高的水温容易导致皮肤溃破。静脉曲张患者由于曲张静脉所经过区域的皮肤营养不足,变得十分脆弱。一旦不小心,就很容易导致曲张静脉的破裂从而引起大出血,而且出血时往往不伴疼痛等其他症状,患者常常没有察觉。

很多朋友会问,得了下肢静脉曲张是不是就不能运动? 非也! 得了"蚯蚓腿"也完全可以运动,可以慢走,也可以跑步,但一定要遵守以下几点要求:①穿着医用弹力袜;②避免运动时间过长,一般控制在一小时以内;③运动后适当按摩放松小腿肌肉,可以做一些拉升运动;④夜间可将下肢抬高。在此,我们推荐大家做的运动有游泳、太极拳、八段锦等。

希望大家做好预防,都能拥有一双纤纤美腿。

30 颈椎"保卫战"

作　　者：庄伟康　住院医师
指导老师：周　强　主任医师
单　　位：上海中医药大学附属普陀医院

症　状　颈部肌肉酸胀，头痛头晕，手指发麻，脖子僵硬

疾　病　颈椎病

精彩导读

　　颈椎病在日常生活中很常见，学生、办公室白领、体力劳动者、老年人等诸多人群中都会有相关病例。颈椎病以五大症状最为显著，简称为：酸、麻、硬、痛、晕，具体来说就是肌肉酸胀、头痛、头晕、手指发麻、脖子僵硬。颈椎病一旦发生，如果没有经过科学的治疗及改正不良的生活习惯，其症状会反反复复发生，令人苦不堪言。本文主要介绍颈椎病的发生及预防措施，帮助大家了解颈椎病、预防颈椎病。

生 活 小 剧 场

　　在生活中有一个现象，很多人都喜欢低头玩手机，或者工作累了，喜欢趴在桌子上休息一会，甚至是来个舒服的"葛优躺"缓解一下自己疲惫的身心。但正是这些看似舒服的动作背后，却隐藏着巨大的隐患。

很多朋友的颈椎都会出现小问题,比如脖子疼、脖子不能动了啊。不用担心,今天就和大家一起认识颈椎病、了解颈椎病、预防颈椎病。

　　如图,这是一张低头角度与颈椎承受压力的示意图。我们可以看到,当一个人低头呈 45°角时,他的颈椎将要承受 22.2 千克重量,这可是相当于两袋 10 千克大米的重量,多么可怕的数据,脖子哪里受得了!

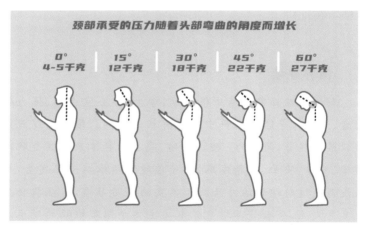

低头角度与颈椎承受压力示意图

　　我们再看一看正常人和颈椎病患者的颈椎 X 线对比图,可以看到正常人的颈椎有一个完美的生理曲度,而颈椎病患者的生理曲度已经消失。

　　拿字母 C 举例,当我们左手边在前侧位站时,字母 C 就像我们颈椎自然的生理曲度;当我们长期低头时,这个自然曲度就会慢慢变直,如果你还没有意识去保护你的颈椎,那么字母 C 将慢慢变成字母 I 甚至变成一个反向的字母 C,同时向后凸起的椎间盘

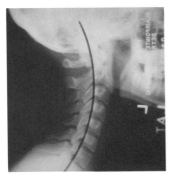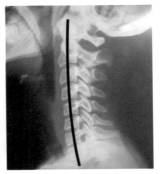

正常的颈椎生理曲度　　　　　　颈椎生理曲度变直

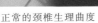

正常颈椎生理曲度与颈椎生理曲度变直示意图

将会卡压到我们的血管、神经,从而出现肌肉酸胀、头痛头晕、手指发麻、脖子僵硬等症状,这就是我们所说的颈椎病常见五大症状:酸、麻、硬、痛、晕。如果你已经出现以上症状,请警惕是不是颈椎出了问题。

那么我们该怎么预防颈椎病呢?在这里给大家支三招。

第一招,如何坐。首先保持良好的坐姿,抬头挺胸;避免长期低头,经常变换姿势;玩手机的时候尽量举起手机与视线平行,保护我们的眼睛和颈椎。

第二招,如何睡。很多人都以为高枕可以无忧,其实这是不科学的。仰睡时,建议枕头一拳高,侧睡时的枕头一拳半高,并且枕头质地要柔软,应符合颈椎的生理曲线。所以大家下次买枕头的时候握起你们的拳头,脑子里想着字母 C,就一定可以买到一款合适你的枕头。

第三招,如何做。在这里给大家推荐一套简单易行的颈椎保健"三三操":捏三把,摩三下,压三次。第一个动作——捏三把。你可以试着举起你的右手放在脖子后面,手指和手掌用力把脖子后面的肌肉捏起来、放下去,反复做 3 次,这个动作能够快速放松脖子后面的肌肉,缓解疲劳。第二个动作——摩三下。将手掌贴在脖子后面的肌肉上来回摩擦3次,主要是让肌肉发热,促进血液运行。第三个动作——压三次。将手指放在脖子后面往前压,头向后压成形成一个对抗牵引,头往后压3次,这个动作主要是改善因长期低头而导致的颈椎生理曲度变直。

　　　　　正确坐姿很重要,视线平齐要记牢;

　　　　　忙里偷闲会休息,舒服枕头不能忘;

　　　　　健康科普要常听,颈椎保健不能忘。

31 "石头记"——浅谈尿路结石的治与防

作　　者：董　毅　住院医师
指导老师：刘　冰　副主任医师
单　　位：海军军医大学第二附属医院（长征医院）

症　状　腰痛，血尿

疾　病　泌尿系统结石

精彩导读

　　尿路结石是患者身体里的小石头，却是他们心头上的大石头。据权威机构的统计数据，近年来中国已成为世界上泌尿系统结石发病率最高的国家之一，沿海地区的发病率甚至可达 5％～10％。本文介绍尿路结石的症状与危害，形象地介绍尿路结石目前的治疗手段，并归纳尿路结石高发的三类人群，纠正四个理解误区，总结五条预防尿路结石生成的干货。

生活小剧场

　　他是谁？相信大家都知道，他是《红楼梦》的主人公贾宝玉，《红楼梦》又叫《石头记》，贾宝玉之所以名为"宝玉"，是因为其衔玉而生，出生的时候嘴里就含着一块宝玉。

　　当然，人体是无论如何都长不出珠宝和玉石的，但是确实能长出石头，长出的石头可不讨人喜欢，叫作结石。

尿路结石不仅是患者身体里的小石头,更是心头的大石头!据权威机构的统计数据,近年来中国已成为世界上泌尿系结石发病率最高的国家之一,沿海地区的发病率甚至可达 5%～10%。

尿路结石形态多样,可大可小,可多可少,可以比 1 粒米还小,也可以比我的手掌还大,几年前的一则新闻报道,一名女子肾里掏出了 2 980 粒结石,据说医生数了 2 个多小时才数清楚。

尿路结石虽然不是不治之症,但痛起来却要人命,可以让人痛到弯腰,痛到恶心,痛到呕吐,直至满地打滚。这个时候该怎么办呢? 立即找我们泌尿外科医生。泌尿系统就好比房子的"下水道",泌尿外科医生就是"下水道维修工"。

泌尿外科医生拿什么工具来修理您的"下水道"呢? 我们的兵器众多:刀、枪、剑、戟、斧、钺、钩、钗,粗的、细的、直的、弯的、能拐弯的,带网的、带刺的、可视的,膀胱镜、输尿管镜、经皮肾镜、腹腔镜,扔出去的、勒回来的,泌尿外科医生可谓"十八般武艺","样样精通",这些都是我们在治疗尿路结石过程中为自个儿打造的"称手兵器"。

除了兵器,我们还有两招独门武功,第一招就是隔山打牛,也就是体外震波碎石。震波碎石主要分为三步,第一步利用瞄准定位装置确定结石位置;第二步震波发射器发出震波,隔着肚皮震碎结石;第三步排出结石。由于粉碎的结石需要通过自身排出,所以体外震波碎石需要严格把握适应证。

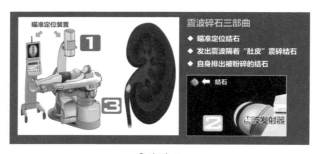

震波碎石

另一招则是直捣黄龙——激光碎石,为什么叫直捣黄龙呢,因为我们碎石的时候能够在显示器上看着结石。碎石之前是一个整块的大结石,碎完之后就变成了粉末,可以边碎边用水把他们冲出来或者吸出来,也可以用取石篮把较大的碎石头给套出来。如果结石比较小,位置比较低,可以完全通过自然腔道(尿道)来碎石,如膀胱镜与输尿管镜碎石术,也就是不留下任何手术瘢痕,如果结石较大、位置较高、比较复杂,就不得不在腰上打洞,利用经皮肾镜来碎石,不过您放心,这也是个微创的手术。

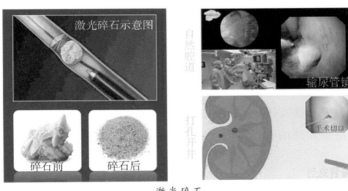

激光碎石

对于一些更复杂的结石,我们还有武学秘籍,我们的"内功心法"是:外内夹攻,硬软兼施,下上联通,双镜联合,就是综合使用前文所说的这些兵器与武功,目前基本上所有的尿路结石都能通过微创的方式进行处理,并获得比较满意的疗效。

听我这么一说,是不是觉得泌尿外科医生是"十八般武艺,样样精通",得了结石并不可怕,找泌尿外科医生就行了。

但是"上医治未病,中医治欲病,下医治已病",最高明的医生擅长"治未病"(也就是预防疾病),那么我们该如何预防尿路结石呢?

首先,我们需要了解尿路结石三类高发人群:

1）久坐不动喝水少

长期不良的生活方式是引发尿路结石最常见的因素，水喝少了尿液得不到稀释，浓度增高就容易结晶沉积，久坐不动不利于结晶排出，就容易形成尿路结石。所以，如果您经常"葛优躺"，那就更容易患尿路结石。

2）饮食结构不合理

俗话说"病从口入"，尿路结石也不例外。

食用过多含草酸的食物（如菠菜、豆类、茶叶等）容易造成草酸钙结石；食用过多含嘌呤的食物（如动物内脏、海鲜等）容易造成尿酸盐结石；蛋白质和脂肪摄入过多，也容易形成草酸钙结石和磷酸钙结石。

3）某些疾病易并发结石

尿路感染和尿路梗阻是诱发结石形成的主要因素，甲状腺及甲状旁腺功能亢进、长期卧床等也会导致结石的生成。因此一旦得了这些尿路结石就需要及时就诊，定期复查，并且需要筛查尿路结石。

工作中，我们发现有些市民对于泌尿结石的防治还存在着理解误区，我们总结了尿路结石的四个理解误区。

误区一：跳一跳就能排出结石

微小的结石（<5 mm）通过运动、多喝水有可能排出体外。

当结石较大，堵在输尿管里下不来时，剧烈活动虽然能让结石向下移动，却也会引发更大的疼痛，这时就要及时就诊，以免耽误病情。

误区二：喝饮料也能补水，喝可乐可以排石

记住！只有喝水才是补水，别用饮料或其他方式代替喝水！茶、咖啡、汤等都不能代替水。

可乐等饮料中含有大量磷酸盐与草酸钙类物质，与尿路结石的发生有极大关联。

误区三：喝啤酒可预防结石

啤酒中的酒精和水分确实有利尿作用，短期内可帮助排尿，但若喝太多，不断排尿反而让水分流失更快，更易产生结石。

误区四：结石不痛就不用治疗

不少市民体检时查出"小结石"，有些人认为小就不用理会，不痛就不用治疗，但结石可以慢慢长大，发生梗阻则会严重损害肾脏功能。

还有人认为结石不是肿瘤，治不治疗无所谓。我们遇到过许多例这样的患者，带石数十年，最终演变为尿毒症，不得不到医院接受透析治疗。

尿路结石五条预防干货：

说了这么多，接下来我会送上五条干货，帮助大家在生活中预防尿路结石。

1）多喝水，多喝水，多喝水

推荐成人每天喝水 1 500～1 700 ml。若得过尿路结石，建议每天饮水 2 000～3 000 ml，只有清亮、淡黄色的尿才是最完美的尿。

2）定期体检

尿路结石的早期发现十分重要，体检时要重视尿常规检查，关注尿液 pH 值、尿比重，有无血尿、结晶等指标。泌尿系统超声（包括肾、输尿管、膀胱、前列腺）能够非常敏感地发现直径 5 mm 以上的结石，且没有任何电离辐射伤害。

3）经常锻炼，保持健康的体重

肥胖、超重会增加尿路结石的发病风险，所以建议大家经常锻炼。并且运动可以促进尿液结晶的排出，避免结晶进一步生成结石。

4）调整饮食结构

水果和蔬菜水分丰富，可以多吃一些，保持低糖、少肉饮食，不

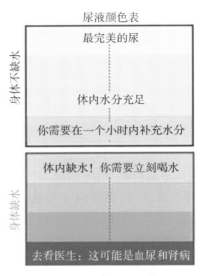

尿液的颜色和饮水量

喝啤酒与饮料。

5）不要听信小广告与"祖传秘方"

震波碎石需要严格把握指征，积水严重的患者，肾脏排石功能受损，即便将结石击碎，也无法顺利排出，而且反复震波容易损伤肾。

溶石治疗主要针对尿酸及胱氨酸结石，对常见的含钙结石效果并不好。

WEALOVE
唯爱天使基金

32 流感猛如虎，一起来防"虎"

2018 年
一等奖

作　　者：汪　升　住院医师
指导老师：陈海燕　副主任医师
单　　位：复旦大学附属中山医院

症状 头痛，高热，腰酸背痛，浑身不舒服

疾病 流行性感冒

 精彩导读

　　这种病很常见，也很凶险，它和每个人的关系可以说很近，但也可以说很远，它就是流感。"很近"是指每年的秋冬季都是流感的高发季，而所有人群对流感普遍易感。"很远"是指通过科学的预防措施，可以有效地预防流感。本文介绍了流感与普通感冒的区别，并形象地归纳介绍了预防流感的"两大秘籍"。

生 活 小 剧 场

　　每到天气变冷，医院的急诊室就会人满为患，其中有很多流感患者，流感也都会成为热门话题。想必大家还记得一篇题为《流感下的北京中年》的文章吧，这篇刷屏各大社交网络的文章讲的是北京的一名中年男人，为自己得了流感的岳父辗转求医，花光了几十万的积蓄，最后却人财两空。很多人听了这个故事以后觉得匪夷所思。谁没得过几次感冒啊，感冒还会死人吗？

1　流感可不是普通感冒！

（1）它俩的罪魁祸首不同：普通感冒是由鼻病毒、呼吸道病毒等普通病毒引起的，它们就是些"小淘气"，闹几天就乖了；流感则是由流感病毒，比如甲型流感病毒、乙型流感病毒等"大恶霸"导致的，不容小觑。

（2）两者在症状上也有很大差异：普通感冒头痛较少，流感头痛明显；普通感冒体温多正常，流感常有 39℃ 以上的高热；普通感冒多以流涕、咽痛等呼吸道症状为主，流感还伴有很多全身症状，如腰酸背痛、浑身不舒服等。

2　为什么说流感病毒不容小觑呢？

因为目前它还没有特效的治疗方法，一旦中招就只能以对症治疗为主，直白点讲，就是"头痛医头、脚痛医脚"。抗生素对于治疗流感不仅无用，如果滥用还会对身体有害。而一度被誉为"神药"的抗病毒药物"奥司他韦"（达菲）等，医生一般建议在起病 48 小时内就要使用，但其总体效果也非常有限。据 WHO 统计，每年约有 650 000 人死于流感，相当于冰岛人口总和的整整两倍！所以，流感确实"猛如虎"啊！

3　怎样才能防"虎"呢？

秘籍一：做"五好"公民。

哪五好呢？一是吃得好！吃得好，不是大吃大喝，而是合理膳食，具体可以参照《中国居民膳食指南》。二是睡得好！睡得早、睡得足、睡得香，养成良好的睡眠习惯至关重要。三是锻炼好！俗话说"生命在于运动"，要积极规律适度锻炼身体，彼竭我盈，方能战胜流感。四是通风好！经常开窗通风能避免大多数呼吸道传染病。五是卫生好！勤洗手，防止病从口入。做到这"五好"，争当"五好"公民，让我们一起对流感病毒说：不约！流感君，咱们不约！

秘籍二：打好三张"王牌"。

王牌一之口罩 J：市面上有很多口罩，拗造型口罩主要用来扮靓耍帅；纱布口罩主要用来怀旧，对流感病毒的防护力只有 20%；而医院广泛使用的普通外科口罩，其实是为外科手术设计，主要用于预防血液或各种体液的喷溅，对流感病毒也只有 80% 的防护力……唯有 N95 口罩，才是对抗流感的呼吸道盾牌。N95 并不是品牌，而是一项口罩标准："N"表示"不耐油"，是指不适合过滤油性颗粒；"95"则指该口罩能够阻挡 95% 直径 5 微米以下的颗粒。炒菜产生的油烟属于油性颗粒，N95 难以抵挡；而人说话或咳嗽产生的飞沫不是油性的，可以通过佩戴 N95 口罩来预防。

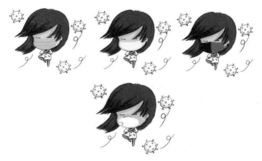

正确选择戴口罩防病毒

王牌二之优雅 Q：戴口罩是为了过滤流感病毒，而流感病毒主要存在于空气飞沫中，空气飞沫则主要由喷嚏产生。科学研究显示，喷嚏的飞沫中心时速高达百公里数量级，相当于 12 级台风中心的风速,喷溅距离可达 10 米。如果是流感患者打喷嚏就更恐怖了,其中蕴含了百万数量级的流感病毒。所以,我们要打好第二张王牌——"优雅 Q"。"优雅 Q"其实是一种智慧又优雅的打喷嚏方式,想打喷嚏的时候,立刻抬起自己的手,用肘部的衣物捂住自己的口鼻,这一区域一般不容易触碰其他部位,不易引起病毒传播,既能保护自己,也可关爱他人。

王牌三之疫苗 K:接种流感疫苗是目前预防流感的最有效王牌。它也非常安全,近 30 年的使用中鲜见严重不良反应的报道,轻微不良反应也很少,因此孕妇也推荐接种。因为人群对流感病毒普遍易感,理论上所有人都需要接种流感疫苗,但老、弱、病、医、孕是五类重点推荐人群。医是指医护人员!因为医护人员工作强度大,很难保证休息,免疫力会受到影响,但更重要的是医护人员经常会接触流感患者和其他体弱的患者,因此既容易被感染也容易成为感染源,更加需要注射流感疫苗。因为疫苗的有效保护期是 6~8 个月,我国大部分地区流感流行期大约是每年 10 月至次年 3 月,所以 9 月份接种性价比最高,推荐大家届时前往就近的社区卫生中心进行接种。

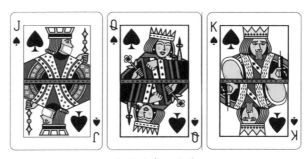

打好流感三张牌

流感不是普通感冒,它不好治,但可以防。只要大家做到"五个好",打好"三张牌",那么流感这只"猛虎"就不再可怕。

33　捂住心脏"小耳朵"，预防卒中"大隐患"

作　　者：孔令璁　住院医师
指导老师：卜　军　主任医师
单　　位：上海交通大学医学院附属仁济医院

症　状　言语含糊，偏瘫，心慌

疾　病　脑卒中，心房颤动

精彩导读

老李平时身体健健康康，还是小区里著名的乒乓球能手，一天早晨，他突然讲话含糊，左手活动不灵活，到医院一看，得了令人闻风丧胆的"中风"，是什么让老李一夜瘫痪、风光不再？原来，老李一直心跳极不整齐，有"心房颤动"的问题，平时没有任何不适，但隐患重重。那么，房颤为何会引发脑卒中呢？得了房颤如何预防脑卒中呢？

生活小剧场

两位老邻居的故事

老张，高血压、高血脂、高血糖样样有。他喜欢搓麻将，经常一坐就是几个小时。昨天早晨他醒来，刚想刷牙，突然发现自己讲话"大舌头"，话都说不清楚了，左手也不听话了。打120叫救护车送到医院，医生一看，坏了，他竟然得了缺血性卒中，也就是我们常说的"中风"或"脑梗"。

无独有偶,老张的老邻居老李,平时身体健健康康的,爱运动,还是乒乓球能手,人称"李国梁"。今天早晨醒来刷牙,他也发现自己右侧嘴角不能动、讲话不清楚、右手不听使唤,到医院一查,也得了中风。但奇怪的是,化验检查结果都很好,只有心电图提示什么"房颤",老李一听有点懵,家里住的确实是老房子,但房子好好的,没地震也没颤动啊,跟中风有什么关系啦?到底怎么回事呢?别急!别急!听孔医生"医"讲就懂!

卒中,也就是我们常说的"中风",这阵风可谓是令人闻"风"丧胆。它分为两种:一种是脑子的"水管"堵了,也就是血管(脑动脉)狭窄或者堵住了引起的缺血性卒中;还有一种就是"水管"爆了,引起的出血性卒中。据统计,我国有1 300万卒中患者,每分钟就有5个人新发卒中。主要症状除了讲话不清楚,还有手脚活动不灵活,甚至有生命危险,平均每分钟就有3个人死于卒中。可见,卒中已成为我国第一大致残和致死的疾病。

这两位好邻居、好兄弟,生活习惯明明一点儿都不一样,为什么都得了"中风"呢?

所谓"知己知彼,百战不殆"。老张几乎把卒中的危险因素都占满了,因此神经内科医生给他的意见是,拒绝"三高"和烟酒,管住嘴,迈开腿。而老李呢,经过神经内科医生推荐,来到了我们心内科专门设立的"房颤"专病门诊,我给他的建议是,捂住心脏"小耳朵",预防卒中"大隐患"。

1 房颤是怎么回事呢?

房颤全称叫"心房颤动",是最常见的心律失常之一,是心脏极其不规律地乱跳。全国至少有1 000万房颤患者,50岁以上的人尤其多。房颤患者最主要也最严重的并发症就是脑卒中，比正常人要高出 5～15 倍！

② 为什么房颤患者人容易发生中风呢？

我们的心脏就像一栋小别墅，楼上的两个房间是左、右心房，楼下两个房间是左、右心室，别墅的天花板上有一个总开关。正常心跳时，开关一开，信号便传到两个心房，再传到两个心室。下图显示的就是控制我们心脏正常跳动的电路图。但房颤时发生了什么呢？我们的总开关不灵光啦！房间里有各种开关，他们你一言我一语都要发信号，结果心房就开始非常不规律地跳动，所以叫心房颤动。那么一旦发生这种情况，心房里的血液就没办法顺利流出去，只能淤在心房里面。血液不流动、淤滞了，就会产生血块。那么，这些血块会到哪里去呢？

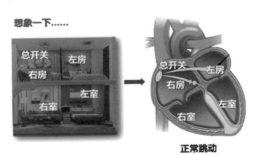

心脏正常跳动的电路示意图

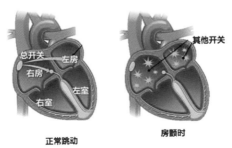

房颤时心脏不正常跳动的电路示意图

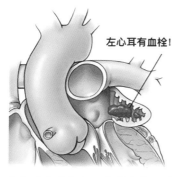

左心耳有血栓!

房颤时生成小血块躲藏在左心耳

我们换一个角度,转一转我们的小别墅。现在买房子讲究实用面积、赠送面积,其实我们的左心房旁边还有一个小小的储藏室,它像耳朵一样,故名"左心耳"。发生房颤的时候,生成的小血块就躲藏在这里。您知道吗,房颤患者95%以上的血块来自左心耳!

一旦血块离开左心耳,随波逐流,就会通过心脏的"水管"(也就是动脉血管)流到全身各个器官,若到了脑子的"水管"里,造成堵塞,就变成了骇人听闻的脑梗。

老李一看惊呆了,他的爱人惊呼:"哎哟,这么吓人呀,孔医生,那老李该怎么办呢?"

③ 房颤患者如何预防卒中呢?

房颤患者想要预防卒中,目前老百姓能接受的主要方式是服用药物,但是抗凝药物种类繁多,效果亦不太稳定。比如传统的抗凝药物华法林,服药时需要定期抽血检测指标,而且需要忌口,影响生活质量。最重要的是,所有抗凝药都是双刃剑,少服用容易脑梗死,多服用容易胃出血甚至脑出血,使用时的注意事项也各不相同,不能擅自增减,一定要谨遵医嘱。

手术治疗各有特色,一般来说,外科医生修补心脏门窗(也就是瓣膜)的时候,会顺便把左心耳切除或结扎,但是开胸手术毕竟创伤大、风险高。随着科学的发展,微创介入手术治疗方法因创伤小、恢复快,逐渐进入人们的视野:一种是已较广泛应用的用来转复房颤的射频消融术,另一种就是用来预防脑卒中发生或复发的左心耳封堵术。

4 什么是左心耳封堵术？

对于确诊房颤的患者，别急也别害怕，预防卒中也有好办法。除了药物治疗，随着医学科学的发展，微创手术（比如传统的射频消融手术以及新型的左心耳封堵术）为越来越多的患者去除了隐患。

新型的左心耳封堵术，顾名思义就是用一个长得像塞子的封堵器，把左心耳堵住，可谓"捂住"左心耳，堵住血块源头。这样一来，我们就端掉了血块的"老巢"，患者就可以不用长期吃抗凝药了。这个手术是微创的，伤口很小，通过人体原有的"水管"（静脉血管），将

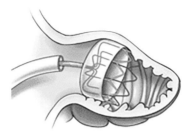

新型左心耳封堵术示意图

封堵器送到心脏，术后恢复快，相对痛苦也小。对于不能服用抗凝药物、不愿意服用抗凝药物以及有高出血风险（容易出血）的患者［也就是"二不一高"（不能、不愿意、高风险）］比较适用。值得一提的是，最后一类患者往往有很多并发症，例如既往卒中病史、心力衰竭、高血压等，其他方法的治疗效果不一定理想，但捂住小耳朵可以助您除掉卒中这个隐患。

美国影星阿诺德·施瓦辛格也有房颤，"终结者"为了不被脑卒中终结，他选择做了左心耳封堵术。目前已有越来越多的临床证据提示，左心耳封堵术可以降低 60％ 的心血管病病死率，降低 32％ 的卒中发生率。

如果您也有"心（房颤）动"，快点行动起来，做自己的"知心人"，将房颤导致的卒中扼杀在摇篮中！

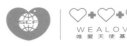

34 脑海中的橡皮擦——阿尔茨海默病的早期识别

作　　者：鲍文卿　住院医师

指导老师：鲍　欢　副主任医师

单　　位：同济大学附属东方医院

症 状　记忆改变，日常生活能力下降

疾 病　阿尔茨海默病

 精彩导读

阿尔茨海默病，俗称为"老年痴呆"，是一种与年龄相关的神经系统退行性疾病，主要表现为记忆水平逐渐下降、日常生活能力衰退、有时合并精神行为异常，是老年人生活质量下降的主要原因。尽管病因不明，但尽早识别出阿尔茨海默病，尽早治疗，不仅有助于抑制疾病进展，更能提高患者及看护者的生活质量。本文介绍了阿尔茨海默病各阶段的主要表现，并简单介绍了日常早发现、早诊断的方法。

生活小剧场

邻居老刘这几年记忆力越来越差，发生没多久的事情竟然一会儿就不记得了。开始家人都以为他年纪大了，健忘也很常见，就没太在意。但随着时间的推移，老刘逐渐出现了做事丢三落四、多疑、东西找不到，并总听到有人在耳边跟他说话（幻听）的症状，有几次外出甚至走失了。家人一开始以为老刘得了"精神病"，但经过神经内科医生的仔细检查，确诊是得了阿尔茨海默病，也就是俗称的"老年痴呆"。老伴儿李奶奶总是埋怨自己没有早些发现，错过了最佳的治疗时机。那么有没有什么方法可以早期发现阿尔茨海默病呢？

根据最新流行病学调查显示，我国 65 岁及以上老年人阿尔茨海默病的患病率为 4%～7%，女性高于男性。随着年龄的增长，阿尔茨海默病的患病率逐渐上升，85 岁以上老年人群中患病率可高达 20%～30%。早发现、早诊断、早治疗，可以有效延缓阿尔茨海默病的进展。

① 阿尔茨海默病分为哪几个阶段？这几个阶段有哪些典型与不典型表现呢？

阿尔茨海默病一般分为三期，分别是临床前期、轻度认知功能障碍期和痴呆期。

第一期是临床前期，也称为痴呆前阶段。这个阶段内，患者往往没有明显的临床症状，仅表现为轻度认知功能障碍，尤其是以前很熟悉的人或物会记错或想不起来。这个时期，医学检查比如CT、核磁共振等影像学检查也发现不了蛛丝马迹。

第二期是轻度认知功能障碍期。这个阶段主要表现为近期记忆下降，远期记忆相对保留。近期记忆下降主要表现为刚做完的事瞬间就忘，例如刚刚说的话想不起来，刚刚放的东西，转个身就不知道放到哪里去了。但对以前发生的事情能够清晰回忆，表现为对过去的经历记忆犹新，比如自己年轻的时候在哪儿工作。在这一阶段，患者往往还会伴有性格的改变，原本和善的性格可能会变得易怒、忧郁或是暴躁，让人难以理解和交流。记忆障碍门诊的医生通过认知功能障碍量表检测可以发现问题。头颅影像检查可以发现脑萎缩,特别是记忆相关部位(海马、颞叶区)的变化。

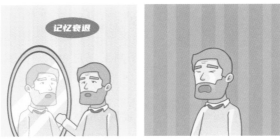

阿尔茨海默病的典型表现

第三期是痴呆期。当病情发展至这一阶段时,表现为近期、远期记忆均下降。除此以外,精神行为异常更加严重,情感淡漠,哭笑无常,出现严重的听、视幻觉,更严重的甚至连话都不会说,无法完成日常简单的生活事项,如穿衣、进食、上下床、上厕所等,患者只能终日卧床,沟通交流能力逐渐丧失。晚期患者常可并发全身系统疾病,如肺部感染、尿路感染、压力性损伤(以前称压疮)以及全身性衰竭症状等,最终可因全身系统并发症而死亡。

2 目前针对阿尔茨海默病有什么治疗药物吗?

目前尚无特效药物能够根治阿尔茨海默病,但是在临床前期和轻度认知功能障碍期如果做到早期发现、正确用药,可延缓或改善阿尔茨海默病的症状。

3 有什么方法可以早期发现阿尔茨海默病呢?

这里为大家介绍一种简便易行的方法,叫作画钟实验,自己在家中就能测试。这个测试要求受试者在白纸上独立画出一个圆形的钟表表面,并且按照指示标出要求的时间。操作步骤和评分标准如下:

（1）画出封闭的圆表盘 1 分。

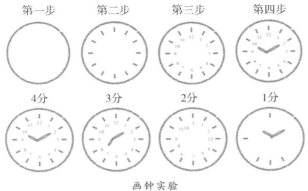

第一步　　第二步　　第三步　　第四步

4分　　　3分　　　2分　　　1分

画钟实验

（2）表盘上 12 个数字正确（包括位置及顺序正确），1 分。
（3）将分针标在表盘的正确位置，1 分。
（4）将时针标在表盘的正确位置，1 分。

初步评估：3～4 分表明认知水平正常，0～2 分则表明认知水平下降，应及时就医。需要注意的是，画钟测试需要在家属的陪同指导下完成，这个检查只能判断老人是否存在阿尔茨海默病的征兆，是否明确诊断则需要由专科医生完成。

小贴士

　　阿尔茨海默病和良性老年健忘在认识上的误区：

　　很多人认为人老了，记忆力减退是正常现象，不必就医。这里要区别正常老化健忘，还是阿尔茨海默病引起的记忆力障碍。可从几个方面来鉴别：①首先是记忆方面，良性健忘主要表现为近记忆减退，比如几分钟前想着要回家拿钥匙，几分钟后就忘了；而阿尔茨海默病患者则在此基础上，还有远记忆或延迟记忆的减退，不仅眼前的事想不起来，几年前的事也都忘光了。②从认知能力来看，健忘老人虽然记忆力会出现下降，但对时间、地点、人物关系和周围环境的认知能力丝毫未减；而患有阿尔茨海默病的老人丧失了对周围环境的认知能力，分不清上午下午，不知季节变化，不知身在何处；健忘老人能料理自己的生活，而患有阿尔茨海默病的老人则会逐渐丧失生活能力。

简单地说，老年健忘是生理性的，而阿尔茨海默病是病理性的。良性的健忘是老年人的一种正常生理变化，其忘事的原因往往是注意力不集中、容易分散；而阿尔茨海默病所导致的记忆力下降则更为严重，即使注意力集中也难以记住东西。

2018 年
一等奖

35　拔牙，不可怕

作　　者：黄晓峰　住院医师
指导老师：赵守亮　主任医师
单　　位：复旦大学附属华山医院

| 症 状 | 烂牙根,牙疼 |

| 疾 病 | 残根,智齿/紧跟牙 |

 精彩导读

从 6 岁开始替换的乳牙,到成年后长出来的智齿,再到年纪大了嘴里残留的牙根,都需要拔掉。一提到拔牙,大家肯定都觉得害怕。那么,什么样的牙齿该拔掉,拔牙又是一个怎样的过程?本文帮助大家消除对拔牙的恐惧。

生活小剧场

一谈到拔牙,很多人脑海里都会浮现出这么一副画面:医生手上拿着钳子,还有榔头,在那里敲打。由于以前技术和设备的限制,在拔牙过程中确实需要借助口腔专用锤子这些工具。但是现在呢,这个工具已经慢慢被淘汰了,完全可以做到安全而又无痛地拔牙。

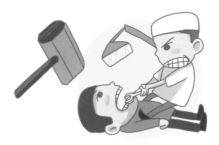

一谈到拔牙,很多人脑海里都会浮现出这么一副画面

1 拔牙好不好?

一提到拔牙,最先想到的、也是被问得最多的问题就是拔牙好不好? 如果你问我,我当然会说拔牙不好。为什么? 因为拔牙毕竟是有创伤的,而且牙齿拔掉就没有了。那为什么我们还要拔牙呢? 因为有些情况我们不得不拔牙,如果不拔,不但无法解决疼痛的问题,而且影响生活质量,甚至会带来更糟糕、更严重的结果。那么哪些情况必须拔牙呢?

2 哪些牙齿该拔?

(1) 如果小朋友的新牙(恒牙)长出来时,乳牙还没掉,恒牙就会长歪,所以乳牙要尽早拔掉。

(2) 成人牙周炎的牙齿非常松动需要尽早拔掉,否则这颗牙齿的炎症就会波及旁边 3 个甚至 5 个牙齿。牙齿折裂了,如果折裂部位比较深,那这颗牙齿也只能拔掉了。

(3) 有些牙齿烂到只剩一个牙根了也应尽早拔掉。

(4) 对于年轻人来说,最需要拔除的就是智齿了。智齿长得奇形怪状、东倒西歪,不但会引起牙周、脸颊的肿痛,而且会把旁边的牙齿顶坏掉。

以上这些情况都需要拔牙。

3 拔牙痛不痛？

既然确定了这些牙齿是要拔掉的，那拔牙痛不痛呢？首先，拔牙前需要在牙齿周围进行局部麻醉，目前的麻醉药物效果很好，麻醉时间可以持续 2～4 小时，整个拔牙过程没有疼痛的感觉。另外，使用微创牙挺以及超声骨刀等器械，不但可以抛弃可怕的榔头，而且可以大大减少拔牙的创伤，提高拔牙的舒适度。

4 拔牙前需要做哪些准备工作？

拔牙毕竟是一个有创伤的过程，拔牙前需要做些准备工作，主要是一些全身状况的评估。一般来说，血压超过 160/90 mmHg 以及女性生理期不建议拔牙，因为血压太高或者正在生理期，伤口出血会比较多，而且拔完牙后止血也

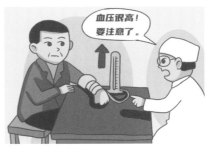

拔牙前告诉医生自己的健康情况

比较难。空腹血糖超过 8.8 mmol/L 也不建议拔牙，因为血糖太高的情况下拔牙，伤口很难愈合，而且增加伤口感染的风险。另外，还有一些情况也不建议拔牙，包括服用抗凝药（华法林、阿司匹林）、甲亢基础代谢率太高（超过 20％）、心率太快（超过 100 次/分）、5 年内做过放疗，等等。患者在拔牙前应主动告知医生自己的全身状况、做过什么手术、正在吃什么药，好让医生评估在目前的状况下是否能做到安全和舒适地拔牙。

5 拔牙后又该怎样自我管理伤口？

拔牙后要咬消毒棉花 30 分钟左右，让形成的血凝块堵住伤

口，这样棉花吐掉后伤口就不会再出血了。麻药可持续 2～4 小时，所以 2 小时后才能喝水、吃东西，尽量吃软的、冷的东西，因为开始的时候血凝块比较松，所以要 24 小时后才能刷牙漱口，避免血凝块脱落后伤口再次出血。

6 拔牙后的空缺怎么办？

有 3 种方式去修复：第一种是种植牙，第二种是烤瓷桥，第三种是活动假牙。如果条件允许，种植牙的效果比较好，使用时间也比较长。

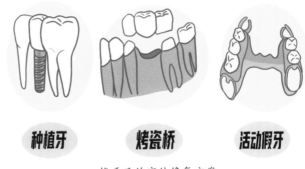

拔牙后的空缺修复方案

总之，牙齿也需要每年做体检，发现小问题及时解决，不要走到拔牙这一步。如果实在需要拔牙也不要担心，主动告知医生自己的真实健康状况，配合医生进行安全无痛的拔牙，拔完牙以后牢记 3 个数字：

咬消毒棉花 30 分钟，

2 小时后喝水吃东西，

24 小时后刷牙漱口。

36 我为什么总是"抖抖抖"？

作　　者：杨晓东　住院医师
指导老师：肖　勤　主任医师
单　　位：上海交通大学医学院附属瑞金医院

症 状　抖，动作迟缓，震颤

疾 病　帕金森病

 精彩导读

　　帕金森病又称为震颤麻痹，是一种严重影响患者活动能力的中枢神经系统慢性疾病，多发生于中老年人群。帕金森病一旦确诊很难治愈，被称为"不死的癌症"，患者要承受帕金森病带来的各种不便和折磨。帕金森病很重要的一个症状为"抖"，所以现在很多人谈"抖"色变。本文介绍了震颤与帕金森病的区别，并介绍了帕金森病的防治建议，希望人们日后不要谈"抖"色变。

生 活 小 剧 场

　　小杨医生在诊室接诊了这样两位患者。

　　第一位：李奶奶，70岁，平时肢体灵活，双手抖动10余年，紧张时头部抖动，吃饭、夹菜、写字受影响。

　　第二位：刘爷爷，72岁，行走迟缓，右手摆动少，右脚拖曳,右手抖动 2 年,安静时抖动明显,扣扣子、系鞋带、刷牙动作不灵活。

他们都是晃晃悠悠地"抖"着来的,都担心自己得了帕金森病,那么到底哪位老人更可能是帕金森病呢?

1 抖就是帕金森病吗? 不要谈"抖"色变

手抖、摇头在医学上叫震颤,当出现手抖时,大部分人的第一反应是怀疑自己得了帕金森病,十分担心。其实,很多疾病都会引起震颤,最常见的就是特发性震颤。特发性震颤是一种良性的疾病。那么如何区分帕金森病震颤和特发性震颤呢?

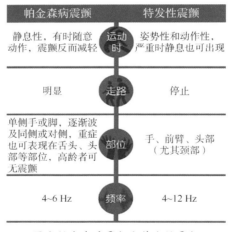

帕金森病震颤		特发性震颤
静息性,有时随意动作,震颤反而减轻	运动时	姿势性和动作性,严重时静息也可出现
明显	走路	停止
单侧手或脚,逐渐波及同侧或对侧,重症也可表现在舌头、头部等部位,高龄者可无震颤	部位	手、前臂、头部（尤其颈部）
4~6 Hz	频率	4~12 Hz

区分帕金森病震颤和特发性震颤

可以看出来,虽然都是抖,帕金森病震颤和特发性震颤的抖动不一样。另外还有一个比较容易的鉴别方法:如果适量饮酒后抖动可以缓解,那么这种抖动就更不像帕金森病了。

帕金森病患者除了我们熟知的"抖"以外,还表现为动作迟缓、走路变慢、动作不灵活、声音变低、写字变小等。

② 帕金森病的"预警信号"

在正式确诊帕金森病之前，患者往往会出现一些"预警信号"。比如嗅觉逐渐失灵、夜间惊叫、拳打脚踢、长期慢性便秘等。另外也有一些特殊的人群容易得帕金森病：帕金森病随着年龄增长而发病率升高；从事脑力劳动，性格急躁、压力大的人也更容易患病；有过脑外伤的人患帕金森病的风险也会增高；直系亲属患有帕金森病，患病风险增加；经常使用或者接触杀虫剂、除草剂等化学品的人也要当心患帕金森病。

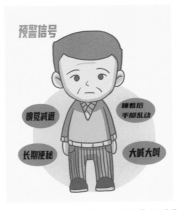

帕金森病之前出现一些"预警信号"

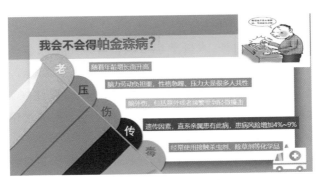

容易得帕金森病的人群

如果出现了这些"预警信号"，同时又出现了震颤和动作迟缓，要尽快去找神经内科专科医生诊断到底是不是得了帕金森病。

3 正确认识帕金森病，不要谈"帕"色变

帕金森病是老年人常见的一种神经系统变性疾病，目前我国有超过 300 万患者，65 岁以上人群患病率为 3％，也就是说每 100 个 65 岁以上的老年人中，有 3 个人可能得帕金森病。很多我们熟悉的"大人物"，比如文学巨匠巴金、数学家陈景润、拳王泰森，都曾受到帕金森病的困扰。帕金森病不等于老年痴呆，得了帕金森也不会影响正常的寿命。

平常生活中我们要保持健康的生活方式，可能起到预防和治疗帕金森病的作用。

从现代医学的角度，服用药物可以帮助患者最大限度地改善症状，让患者能够正常生活。另外，有一些帕金森病患者也可以在脑子里装一个小小的起搏器（类似于心脏起搏器）来治疗帕金森病。

传统医学认为帕金森病主要是肝肾亏损、心脾两虚、脑海不足引起的，日常生活中食用菊花白芷鱼头汤、天麻炖猪脑、银杞莲子汤，可能有一定的调理作用。

除了服用药物之外，太极拳也可以很好地帮助帕金森病患者改善症状。另外，一些简单的康复锻炼操也可以帮助患者。

（1）头颈部锻炼：①上下运动：头部上仰，双眼注视天花板 5 秒，然后低头，下颌尽量触及胸部。②左右运动：头部缓慢向左右肩部侧靠，尽量用耳朵去触碰肩膀。

（2）肩部锻炼：两肩尽量向耳朵方向耸起，然后尽量使两肩下垂。伸直手臂，高举过头并向后保持 10 秒钟。双手向下在背后扣住，往后拉 5 秒钟。

（3）躯干锻炼：双脚分开，与肩同宽，双上肢屈肘平端于胸前，向右后转体一次，反方向重复。

（4）下肢锻炼：双腿稍分开站立，双膝微屈，向下弯腰，双手尽

量触地。左手扶墙，右手抓住右脚向后拉维持 5 秒钟，然后换对侧下肢重复。

医生鼓励患者多多练习。知"帕"不怕，让我们共同抗"帕"。

小贴士

有益的食物

蔬菜和水果：果蔬含有丰富维生素和膳食纤维，可以促进肠道蠕动、减少便秘。

绿茶：目前研究表明，绿茶中的茶多酚具有抗氧化和清除自由基的作用。

咖啡：咖啡因可以拮抗相关神经毒素，刺激多巴胺释放。

瓜子、杏仁、黑芝麻：富含酪氨酸，可能促进多巴胺合成，对患者有益。

WEALOVE
唯爱天使基金

37　聊聊痛风防治的那些事

作　　者：马春天　住院医师
指导老师：王　洪　主任医师
单　　位：上海交通大学附属第六人民医院

症 状　急性期关节部位红肿、热痛，伴血尿酸升高

疾 病　痛风

　精彩导读

　　在生活条件日渐提高的今天，不良的饮食习惯和生活习惯让越来越多的人加入了"痛风大军"。痛风甚至呈现年轻化的趋势，很多人为此烦恼不已。本文就几个大家最想知道的有关痛风的那些事和大家聊聊。

生活小剧场

　　2013年有一部很火的韩剧叫做《来自星星的你》，里面有一句台词当时十分流行，叫"下初雪的时候，怎么能没有炸鸡和啤酒？"很多年轻人很喜欢这种饮食。此外，啤酒加海鲜也常常是年轻人宵夜的热门选择。一天，一位27岁的小伙子来到诊室，诉说前一天晚上吃完宵夜（啤酒＋海鲜）后，半夜脚突然疼痛难忍，不能下地行走。医生检查发现右前脚掌关节处红肿、皮温升高，初步诊断为痛风，建议他马上去查尿酸等

相关指标。果不其然,实验室检查验证了医生的判断,小伙子为痛风急性发作。这个小伙子体型肥胖,喜欢熬夜,平日工作繁忙,三餐不规律,殊不知,痛风已经悄然降临。

痛风被誉为"富贵之病",例如英国物理学家牛顿、法国军事家拿破仑、我国唐代诗人白居易、元世祖忽必烈都是痛风患者。不要说古人,现代人的发病率更是居高不下。

1 什么是痛风?

人体血液中有一种代谢产物叫嘌呤,是产生尿酸的主要物质。一旦嘌呤代谢紊乱使得尿酸合成增加或者排出减少时,就会造成高尿酸血症。当血尿酸浓度过高,尿酸以钠盐的形式沉积在关节和软骨,引起组织慢性炎症反复发作,便形成关节炎,这种关节炎又称为"代谢性关节炎"或者"代谢性风湿病"。所谓"痛风",顾名思义,急性发作的时候关节部位的红、肿、热、剧烈疼痛就像一阵"风"一样吹过去。古代有个画家根据自己的发病经历画了一幅图,生动形象地说明了这个疾病的特征,一般是子夜发作,疼痛剧烈,可使人从睡眠中惊醒,常常见于第一跖趾关节,也可见于踝、膝、指、腕、肘关节等部位。

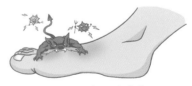

痛风发作时的感觉

2 高尿酸血症就是痛风吗?

很多人对于"高尿酸血症"和"痛风"是分不清的,认为高尿酸血症就是痛风,其实不然。高尿酸血症就是血液中尿酸浓度过高,超过正常值。非同日两次测量血尿酸,男性$>420 \mu mol/L$(7 mg/dl),女性$>360 \mu mol/L$(6 mg/dl)可诊断为高尿酸血症。我们发现只有 5％～12％的高尿酸血症患者变成痛风,这也就是为什么有的人有很明显的症状,但有的人只是尿酸高而已。值得注意的是,血尿酸水平越高,痛风的发病率越高。当血尿酸水平持续保持＞540 μmol/L 时,痛风的发病率可以高达 8.8％。

所以,控制尿酸水平很重要,因为如果不加以控制的话,危害会很大。当血尿酸升高,尿酸会以钠盐的形式沉积:①沉积于小动脉,会形成动脉粥样硬化,进一步加重高血压、冠心病;②沉积于关节,就会形成痛风性关节炎,最终引起关节病变;③沉积于胰腺,损害胰腺 β 细胞,诱发和加重糖尿病;④沉积于肾脏,形成痛风性肾病,最终引起尿毒症。

3 得了痛风怎么治疗?

痛风的治疗,简单来说就是一句话"痛的时候止痛,不痛的时候坚持降尿酸"。临床上药物治疗分为急性期用药和间歇期用药,急性期常用药物有秋水仙碱、非甾体抗炎药等,间歇期常用药物有非布司他片、苯溴马隆片及别嘌醇等,具体要根据不同患者的病情选用合适的药物,切记一定要在医生指导下用药。除了内科治疗,针对已经产生关节畸形的严重影响生活质量的患者,可请外科医生手术治疗解决问题,对改善生活质量有不错的效果。

4 引发痛风的"元凶"是谁? 怎样从源头预防痛风?

(1)遗传因素。这里说的遗传并不意味着父母有痛风孩子一定会得,而是说如果父母有痛风病史,那么孩子会比一般人更容易得痛风,所以这些孩子要特别警惕。

(2)肥胖。人体的血尿酸水平与体表面积(或体重)有关,体表面积越大(或越肥胖),血尿酸水平越高,患痛风的概率也就越高。因此，控制体重也是重要的预防措施。

（3）"三高"：高血压、高血脂、高血糖人群。这些人群的代谢很容易出问题，痛风也经常伴随着此类人群，所以控制血压、血脂、血糖在痛风预防中显得尤为重要。

（4）性别因素。我们发现好像女性患痛风的比较少，确实，痛风患者中男女比例为 20∶1，女性一般在 50 岁之前不会发生痛风，因为雌激素对尿酸的形成有抑制作用，但是在更年期后会增加发作概率。

（5）不良的生活和饮食习惯。熬夜、饮食不规律/不节制、酗酒（尤其啤酒）等，这些不仅是痛风的危险因素，还是现代很多慢性病的危险因素。

总之，减肥、锻炼、戒酒、多喝水、限制高嘌呤饮食缺一不可。其中，如何限制高嘌呤饮食才是大家最关心的话题。中华医学会内分泌分会曾发表过一篇专家共识，其中就谈到了高尿酸血症的饮食建议。

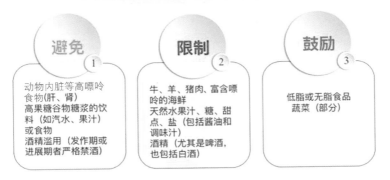

高尿酸血症的饮食建议

避免 1
动物内脏等高嘌呤食物（肝、肾）
高果糖谷物糖浆的饮料（如汽水、果汁）或食物
酒精滥用（发作期或进展期者严格禁酒）

限制 2
牛、羊、猪肉、富含嘌呤的海鲜
天然水果汁、糖、甜点、盐（包括酱油和调味汁）
酒精（尤其是啤酒，也包括白酒）

鼓励 3
低脂或无脂食品
蔬菜（部分）

高尿酸血症的饮食建议

5 高尿酸血症患者合理饮食的建议

（1）痛风患者要避免摄入肝、肾等动物内脏，不宜饮用汽水、果汁等高果糖谷物糖浆的饮料，如果实在要吃，在非急性期可以喝天然鲜榨果汁。要严格避免饮酒，如果酒瘾犯了，非急性期可视自身情况少量饮用一些红酒。

（2）痛风患者应尽量减少高嘌呤含量蔬菜的摄入，如豌豆、黄豆、扁豆、花菜、芦笋、香菇、紫菜等。

（3）在急性发作期，要做到不吃牛/羊/猪肉（包括肉汤）、海鲜；菜品口味要清淡，糖、酱油、盐都少放；果汁（包括天然果汁）、甜品都不宜摄入；酒类应严格禁止，尤其是啤酒、白酒。

最后，希望大家"管住嘴，迈开腿"，赶走痛风的办法，您学会了吗？

38 意外的"救赎"——烧伤与急救

作　　者：王　齐　住院医师
指导老师：葛　奎　副主任医师
单　　位：上海交通大学医学院附属第九人民医院

症　状　红肿,水泡

疾　病　烧伤

 精彩导读

　　意外受伤是我们在生活中最不想看到、却不可避免会遇到的情况。对于一些特定的意外伤害,在其发生后,如果在细节上掌握了某些医学常识,会在无形中带来很大的帮助。作为生活中最常见的意外情况之一,烧伤的发生屡见不鲜,小到婴幼儿,大到百岁老人,都有可能发生。本文介绍了烧伤的严重度分型,并进一步归纳了各种严重类型烧伤的应急应对措施及处理原则。

生活小剧场

　　小明今年 1 岁,刚学会走路。盛夏的某天,他正在用学步车走路时,不小心打翻了摆放在矮桌上的暖水瓶。由于天热,小明仅穿着一条小短裤,裸露在外的大腿当场就被烫得通红。奶奶听到哭声后马上赶来,见已破皮,立即在伤口涂上牙膏、酱油,在烫伤后3个多小时才赶到医院急诊。该案例中奶奶的急救措施您是否觉得似曾相识?这样做正确吗?为防患于未然,我们该做些什么?

烧、烫伤是我们生活中常见的意外情况之一,小到婴幼儿,大到老年人,都有可能发生。如同我们前面举的例子,再或者我们生活中常见的情况,比如做饭时被烧伤、烫伤,小孩子洗澡时被热水烫伤,都十分常见。尤其是婴幼儿群体近年来在受伤人群中的比例直线上升。所以,掌握一些关于烧、烫伤后的急救处理方法对每个人、每个家庭都尤为重要。

在医学上,我们将所有由热力所引起的组织损伤称为烧伤,常见的致伤因素包括火焰、热的液体或蒸汽,以及化学物质等。此外,近年来由于暖宝宝、暖手宝等取暖设备的普及和不当使用,低温烫伤(长时间接触高于体温的低热物体而造成的烫伤)也成为一种常见的烧伤类型。烧伤的危害我们都知道,轻者影响外形美观,重者会导致残疾、畸形甚至死亡。看病时,患者和家属最关心的往往是伤情是否严重、是否留下瘢痕、痊愈时间、是否需要住院和手术。所以,本文将从以下几个方面来讲述各种程度的烧伤特点。

一度烧伤,主要表现为皮肤发红,疼痛明显,不留瘢痕。

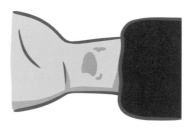

一度烧伤皮肤表现

浅二度,就有水泡形成了,此时疼痛剧烈,2周内愈合,不留瘢痕,仅在一定时间内表现为皮肤色素沉积,比正常皮肤颜色较深一些。

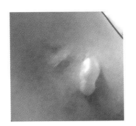

浅二度烧伤皮肤表现

深二度,此时,神经受损更为严重一些,所以,疼痛感反而没有前面两种那么明显,此种程度的烧伤会留下瘢痕。

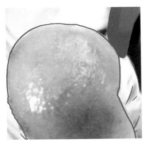

深二度烧伤皮肤表现

最严重的无疑是三度烧伤,危及生命,受伤部位知觉丧失,需要手术!

下面我们来看看日常生活中,遭遇烧、烫伤时我们需要做的一些急救措施。总结为四个字就是:**脱、冲、盖、送**。

脱:烫伤时若有衣物覆盖,须先脱去或者用剪刀剪开,注意,如果衣物和皮肤黏在一起时,应先剪去未黏着的衣物,黏着的部位不要用力拉扯,以免加重烫伤面积,须到达医院后让医生处理。

冲：用流动的清水冲洗受伤面 30 分钟左右，迅速散热，以降低对深部组织的伤害。注意，水流不能太急，且水要冷，但也不能太冰，以免冻伤。脸或额部烫伤不能用凉水冲洗，可用几条毛巾轮流进行湿敷。千万不要在伤口处涂抹牙膏、酱油、香油、紫药水等。

盖：在家中有限的条件下，尽可能选择干净、清洁的覆盖物，如毛巾、床单、衣物等。

送：以上步骤处理完成后尽快送至医院，由医生完成后续处理。

让我们再回到本文一开始的那个案例，奶奶的做法无疑是错的，但错在哪里？①在宝宝受伤后没有及时脱去下肢的衣物，用流动的清水冲洗。②在创面上涂上牙膏、酱油等物体，这些有色物质黏附在创面上，不仅妨碍医生对创面做出正确判断，同时在清理创面时，还会对创面造成进一步伤害，可谓画蛇添足。③家属在宝宝受伤后并没有在第一时间送去医院，使患儿未能及时得到有效处理。

小贴士

避开生活中的"雷区"

给孩子洗澡时，浴盆中先放冷水再放热水；不要将热水瓶、电饭锅、火锅、水杯放在孩子能够触及的地方；不要在放置热容器的台面上放台布，以免孩子拉扯台布时热液从头顶泼下，造成烫伤；大人在厨房工作，尤其是端热水、热汤时，不要让孩子靠近；冬天用取暖设备时更要做好预防工作。教育孩子不能玩火，对大一点的孩子还要教会他们消防和急救常识等，这些都是生活中细微却至关重要的事情。

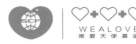

39 容易混淆的肠道疾病
——阑尾炎和盲肠炎

2018年 一等奖

作　　者：池宸申　住院医师
指导老师：倪　雷　主任医师
单　　位：上海中医药大学附属普陀医院

| 症 状 | 腹痛,恶心呕吐,发热 |

| 疾 病 | 阑尾炎,盲肠炎 |

 精彩导读

　　腹痛可以说是最常见的外科症状之一,看似小小的腹痛却有大大的学问。早期明确病因并用正确的方法治疗,绝大多数的急性腹痛都能手到擒来,但一旦错过黄金治疗时间或未及时明确诊断,腹痛也会酿成大祸! 本文就以腹痛最常见也最易混淆的病因"阑尾炎"和"盲肠炎"为例,为大家介绍这一组疾病从发病到治疗的来龙去脉。

生活小剧场

　　腹痛,是一个人们再熟悉不过的症状,相信没有人敢说自己一生中没有腹痛的经历。但是你真的了解腹痛吗? 老辈人从小就会告诫晚辈,吃完饭不要剧烈运动,如若不然,右下腹部就会痛,也就是得了"盲肠炎"。这似乎已成了一条众所周知的"真理",但事实真的如此吗? 其实,我们应该为盲肠背了这么多年的"黑锅"正名,更应该重新认识一下这组肠道中最常引起腹痛也最容易混淆的疾病——阑尾炎和盲肠炎。

① 阑尾和盲肠一样吗?

我们平时所说的阑尾、盲肠,阑尾炎、盲肠炎,似乎唯一的选择标准就是我们的心情。可能今天看到张三肚子痛怀疑是盲肠炎,明天看到李四肚子不舒服又说是得了阑尾炎,甚至有时候它们还能自由切换。其实阑尾和盲肠并非同一部位,阑尾炎和盲肠炎更不是同一回事,它们的治疗也大不相同。

② 阑尾和阑尾炎

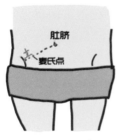

麦氏点位置示意图

阑尾位于回肠和盲肠之间,形似蚯蚓,因此也被人们称之为蚓突。阑尾的位置很多变,该怎么找呢? 可以用右手食指放在肚脐,然后向右下方滑动至右侧髂前上棘,也就是我们常说的髋部,在两者连线的中外三分之一处,就是医生常说的"麦氏点",也就是阑尾最常见的体表投射位置。

不同情况下的阑尾存在几种不同的形态。健康正常的阑尾形似一条小蚯蚓;阑尾水肿时,它就像一条"漂亮美丽"的小蚯蚓,一张满满胶原蛋白的网红脸,煞是美丽可人,但它其实并不健康。发炎的阑尾水肿并与周围粘连,更像是一条发怒的小蚯蚓;阑尾破裂穿孔时,爆浆四溢,如同网红"脏脏包",毛茸茸黑乎乎,那气味绝对让人终生难忘。

目前最为常见的阑尾炎的诱因有 3 种:①剧烈运动,但需要重点说明的常见误区是:并不是吃完饭马上运动就会得阑尾炎! 剧

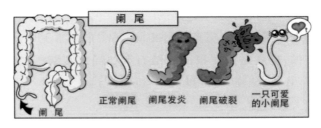

阑尾炎病理变化示意图

烈运动后之所以会得阑尾炎，主要是因为肠道内本来存在食物消化后的残渣，在运动后肠道蠕动加快，使这些残渣物进入阑尾，形成嵌顿，进而发炎。②细菌侵入，其中大名鼎鼎的大肠杆菌可算得上是名副其实的"功臣"。③不同腹腔脏器的疼痛同样会引起神经传导，导致阑尾的疼痛。

　　阑尾炎的症状五花八门，最常见的还是腹痛。很多患者首诊最典型的症状就是转移性右下腹痛，即腹痛源自中上腹部，逐渐转移至右下腹（麦氏点部位）。其次是发热，这是由于阑尾发炎导致局部感染，人体产生的免疫反应。当然，也有少数患者会出现恶心、呕吐症状，虽然这一症状不如前两种症状常见，但也同样不能放松警惕！最后，还要特别一提的就是阑尾炎中最严重也是最凶险的一种症状——板状腹。之所以称之为板状腹，是因为此时患者的腹部硬如木板，它的形成其实是因为阑尾炎穿孔导致肠道内容物流入腹腔，进而产生急性腹膜炎。如果出现这种症状，必须马上前往医院急诊外科就诊！

　　对于阑尾炎的治疗，除了轻微水肿以及阑尾形成周围包块的情况外，均主张进行阑尾切除手术治疗。

3　盲肠和盲肠炎

　　盲肠位于大肠的起始部，其长度平均 6～8 cm，约占人体大肠总长度的 5%。但别小看它，它在肠道中的位置可是承上启下的中转要地——上接回肠,下连结肠。

盲肠炎的诱因与阑尾炎不尽相同,其中最为常见的病因是阑尾结石嵌顿,也就是阑尾根部的结石卡住导致盲肠继发性炎症。除此之外,环境、免疫、病毒以及饮食同样与盲肠炎的产生有着密不可分的关系。

盲肠炎的症状与阑尾炎有不少相似之处,例如腹部疼痛、发热、恶心/呕吐,但盲肠炎最明显区别于阑尾炎的是转移性右下腹部针扎样疼痛,盲肠炎的腹胀更为明显!

在治疗手段上,症状较轻且发现较早的大部分盲肠炎在临床上都以补液保守治疗为主,只有少数较为严重的盲肠炎需行手术治疗。

4 阑尾炎 ≠ 盲肠炎

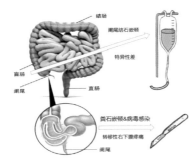

阑尾炎和盲肠炎的对比

（1）位置：盲肠位于回肠与结肠之间,阑尾位于回肠与盲肠之间。

（2）诱因：盲肠发病常见于阑尾结石嵌顿,阑尾发病常见于剧烈运动以及病毒感染。

（3）症状：盲肠炎的症状特异性较差,阑尾炎的症状主要是转移性右下腹部针扎样疼痛。

（4）治疗方法：盲肠炎主张补液为主,阑尾炎则更主张手术根治。

> 阑尾盲肠要弄清,先把症状搞分明;
>
> 切记夺命板状腹,速速急诊化险情;
>
> 阑尾切除莫侥幸,盲肠补液也救命;
>
> 科普常识请记清,唯爱健康伴你行!

WEALOVE
唯爱天使基金

40 医生，我想让孩子长高点！

2018年
一等奖

作　　者：陈　瑶　住院医师
指导老师：王秀敏　主任医师
单　　位：上海交通大学医学院附属上海儿童医学中心

| 症 状 | 身材矮小，生长缓慢 |

| 疾 病 | 矮小症 |

 精彩导读

> 孩子的身高问题困扰着许多家长，然而，如何解决这个问题，远不像问题本身那么简单。首先，我们需要了解什么才是真正意义上的"矮小症"。其次，孩子为什么会矮小。最后，才是根据孩子具体的病因制定合适的治疗方案。
>
> 本文介绍了日常生活中如何正确识别孩子身高异常的问题，并详细讲解儿童身高增长的主要影响因素，帮助家长了解生活中应该如何帮助孩子长高。

孩子的身高问题困扰着许多家长，然而，如何解决这个问题，远不像问题本身那么简单。

1 什么是真正意义上的"矮小症"？

矮小症，是指孩子的身高位于同地区、同年龄、同性别儿童身高的第 3 百分位数或负 2 个标准差以下。我们知道，平均身高水

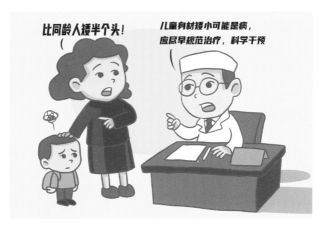

矮小患儿就诊示意图

平在不同地域、不同年龄、不同性别有很大差距。所以需要强调的是，只有同地区、同年龄、同性别之间才有可比性。简单来说，就是100个同地区、同年龄、同性别的孩子身高从矮到高排，排在第1位和第2位的，就算是矮小症了。

2 孩子为什么会矮小？

俗话说，龙生龙凤生凤，老鼠的孩子会打洞，这是由遗传基因决定的。一直以来，人们对于身材的高矮也是持有同样观点：父母长得高的，孩子就一定长得高！那么，这真的正确吗？

人们常说，一个人想要事业成功，三分天注定，七分靠打拼。但人的身高则相反，是一项七分天注定、三分靠打拼的"事业"。确实，遗传是决定身高最重要的因素，人的身高70%～80%取决于遗传。然而，仍有20%～30%的外在因素，可能改变或影响我们的遗传身高。

身材矮小的原因十分复杂，主要包括各系统慢性疾病（如哮喘、癫痫、慢性肾病、血液肿瘤病等）、宫内发育迟缓、家族性矮小、生长激素缺乏及各种基因突变或染色体异常所导致的生长发育障碍等。

　　确实，也存在部分孩子是体质性青春发育延迟，也就是青春期发育以及身高拔高出现得比同龄儿童更晚。但是，倘若不做检查以明确是否存在其他需要治疗的疾病因素，而只是盲目等待的话，直到青春发育后期，若是仍然没有出现明显的身高拔高，此时骨骺已接近融合或完全融合，就会错过身高干预的最佳时机。

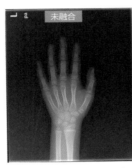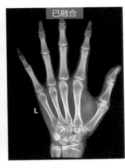

骨骺融合前后对比示意图

③ 根据孩子具体的病因去制定合适的治疗方案

　　家长一旦发现孩子可能存在身材矮小的问题，一定要带孩子到儿童内分泌专科门诊就诊，通过详细评估后，医生可以帮助孩子查找身材矮小的原因。在排除病理性因素的前提下，考虑可能存在体质性青春发育延迟，可以放心观察，保持定期随访。如果检查后明确存在某些疾病因素，那么一定要及时治疗，帮助孩子改善身高。

想要孩子长得高，是否生病明确早；

健康无病自然好，耐心等待勿急躁；

早期诊断与治疗，助力孩子步步高；

莫待骨骺融合好，后悔恨晚无救药。

唯爱健康「医」讲就懂

WEALOVE 唯爱天使基金

41 高尿酸的防控之"手"

2018年 一等奖

作　　者：毛　佳　住院医师

指导老师：金惠敏　主任医师

单　　位：复旦大学附属浦东医院

症　状　前期无症状，血尿酸增高，关节疼痛

疾　病　高尿酸血症

📖 精彩导读

　　在我们常规的肾功能检查里，有一项"尿酸"指标，常常会发现这个指标偏高。检测指标异常，无论有没有症状，都是一件令人不安的事情。有人认为这就是痛风而过分紧张，也有人不当回事，觉得没有症状就万事大吉，继续不管不顾地进食，从而加速病程进展。本文简述了"尿酸"的检测意义，以及高尿酸血症和痛风的关系，并重点介绍尿酸偏高的情况下饮食的注意事项。

生活小剧场

　　王大爷和邻居李大爷都是太极拳爱好者，每天两人定时、定点练太极拳，风雨无阻。连续几天王大爷没来，李大爷特地去王大爷家里一问，才知道他这两天脚痛，痛得茶不思、饭不想、睡不好，准备过几天就去医院看看。结果过了两天王大爷脚痛突然感觉好多了，又乐滋滋地重新回到了练太极

拳的队伍里，两人也就没把这事放心上。一段时间后，社区里组织体检，王大爷和李大爷都发现体检报告里有一项"尿酸"指标偏高，这下两人就有些纳闷了：王大爷有过脚痛，但就像感冒一样很快就好了，如今怎么还会有指标增高呢？李大爷就更郁闷了，自己什么症状都没有，这个指标怎么也会异常呢？

人80％的尿酸来源于自身，通过一种叫嘌呤的物质代谢产生，另外20％来自外界高嘌呤食物的摄入，排出时2/3通过肾脏代谢。

一般来说，在肾功能检查单上，如男性及绝经后女性的血液中尿酸值＞420 μmol/L（7 mg/dl），或绝经前女性＞350 μmol/L（6 mg/dl）就可诊断为高尿酸血症。

看到化验单后，邻居张大妈说："你这个就是痛风，很严重的，要烂脚的！"而钱大爷说："这个尿酸高没什么的，我有亲戚已经高了很多年了，不也好好的，随它去吧！"那到底是不是这样的呢？

张大妈说尿酸高了就是痛风，有这个误区的人真不少。其实，高尿酸血症和痛风并不是完全划等号的关系。研究表明，大多数高尿酸血症患者是没有症状的，仅有5％～15％的患者会发展为痛风，还有1％的痛风患者的尿酸值并不会增高。由此可见，高尿酸血症确实不等同于痛风。

既然不是痛风，是不是就像钱大爷说的那样可以不用管了呢？这种说法显然也是不对的，高尿酸血症并非只与痛风有关。研究表明，尿酸偏高与我们所知道的众多疾病都有关系，它可明显增加高血压、冠心病、肾病、脑卒中等疾病的发生和死亡风险，仅高血压就提高了57％的风险！

那么高尿酸血症有什么症状呢？结合开篇的例子，李大爷没

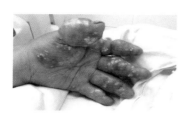

高尿酸血症致关节严重变形

有症状,这便是无症状期,这个阶段可以长达数年而不进展,可以药物治疗,也可以单纯饮食控制。而王大爷出现症状了,自然就是我们所说的急性期了,需要专科治疗,还有可能发展为慢性,导致肾脏和眼部病变,甚至有可能发展为图片中这样关节严重变形的情况。

尿酸高了该怎么办呢?治疗可分为药物治疗和非药物治疗。对于药物治疗,我们要做的就是遵从医嘱,按时服药,坚持随访。而非药物治疗中的饮食治疗,也是至关重要的。这里给大家总结了四个字:三低一多,分别是低嘌呤、低热量、低盐、多喝水。后三项我们都好理解,低热量就是饮食清淡,少吃油腻、高热量的食物;低盐就是减少食盐摄入量;多喝水就是保证每天足够的水分补充。低嘌呤饮食又是什么呢?嘌呤含量少的食物包括精白米、馒头等,这些可以适量多吃一些。我们着重来看哪些食物要少吃或者不能吃,比如鳕鱼、带鱼等嘌呤含量都不低,黄豆、干豆也都含有较高的嘌呤,所以建议高尿酸血症患者少喝豆浆。嘌呤含量高的食物还有动物内脏,海产品类的虾类、蟹黄等,这些都应尽量避免食用。还有一点需要特别提醒大家注意的就是"酒",很多人说"小酒怡情",但资料显示,酒和尿酸的关系非常密切,高尿酸血症的患者要做到"珍爱生命,远离酒精"。

最后,再次提醒大家,高尿酸血症和很多疾病都有关系,需要引起重视。可以通过治疗延缓病程,把尿酸维持在正常范围内。总之,高尿酸血症是一个不能小视,但可防、可控、可治的疾病。

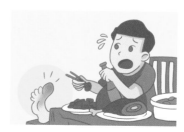

珍爱生命,远离酒精

42　HPV 疫苗知多少？

作　　者：袁佳妮　住院医师
指导老师：张丽文　主任医师
单　　位：复旦大学附属上海市第五人民医院

关键词　女性 HPV 疫苗，宫颈癌

 精彩导读

近些年，我国内地新上市的 HPV 疫苗掀起一股热潮。HPV 的中文名叫"人乳头瘤病毒"，这种病毒的感染和女性的子宫颈癌有着密切的关系！但幸运的是，HPV 疫苗的问世，使得宫颈癌变成了目前人类所有癌症中唯———种有望通过早期预防，彻底消灭的癌症。本文主要从病毒简介、疫苗类型、接种方法、适用人群等进行简单的介绍。

生活小剧场

当女性朋友出现异常的阴道出血，或者稀水样的白带，并且伴有严重的异味，可得警惕宫颈癌！宫颈癌的发生其实和 HPV 感染密切相关！那是否防住了病毒感染，就能减少宫颈癌的悲剧？是的，这就是 HPV 疫苗存在的意义，HPV 疫苗可谓是广大女性同胞的福音。

1 什么是 HPV？

它有一个庞大的家族,至今为止,就已经发现了 200 多种 HPV 亚型。根据致癌性,分为了高危型和低危型,其中绝大多数是属于低危型 HPV,但还是有 10 多种属于高危型病毒。在高危组中,有 2 种是最危险的,它们分别是 HPV 16 型和 18 型,致病风险也最高。

病毒的传播途径主要是性接触。另外,间接物体传染,例如公用的毛巾、浴缸、坐便器等也可能导致病毒传播。因此,HPV 离我们的生活其实很近。

2 染上 HPV＝宫颈癌吗？

当感染 HPV 后 1 年左右,尤其是高危型的 HPV,约有 20％的人会出现持续性感染,部分人的宫颈会慢慢出现细胞形态学变化,此后 1～5 年间可能会逐步发展为癌前病变,再过数年可能会进展为宫颈癌。

以上是某些人群持续感染高危型的 HPV 可能发生的结局。但绝大多数的 HPV 是属于低危型的,健康女性可以通过自身机体免疫去清除这一类低危病毒感染。所以 HPV 感染也可以是一过性的,并且没有任何临床症状,正如我们偶感风寒,有时不治疗也可以自行痊愈,这就是机体免疫的功劳。

对于有性生活的男女来讲,一生中感染 HPV 的概率高达 85％～90％。而真正发展成宫颈癌的只是部分人,并且整个病程发展需要 5～10 年时间。因此,HPV 虽然容易感染,但并不代表感染就一定会发生宫颈癌。

自从 HPV 疫苗上市……

2017 年起,HPV 疫苗陆续进入我国内地,目前,我国也成功研发国产 HPV 疫苗并上市。HPV 疫苗分为 3 种,分别是 2 价、4

价和 9 价。

3 这三者有什么区别？是不是价数越高越好？该怎么选择呢？

表 42 - 1　HPV 疫苗区别

疫苗种类	预防 HPV 种类	宫颈癌防控率
2 价疫苗	HPV 16/18	约 70%
4 价疫苗	HPV 16/18/6/11	约 70%
9 价疫苗	HPV 6/11/16/18/31/33/45/52/58	约 90%

疫苗的命名，是根据它能够预防的 HPV 亚型种类数目来划分的。顾名思义，2 价疫苗预防 2 种 HPV 亚型，4 价疫苗预防 4 种亚型，9 价疫苗则预防 9 种亚型。

3 种疫苗都可预防 HPV 16 和 18 型的感染（最高危亚型），防住了这 2 种亚型，就可减少约 70% 宫颈癌的发生，这就是 2 价疫苗的作用。

4 价疫苗增添了对 HPV 6 型和 11 型的预防，这又是什么意思呢？大家想必对尖锐湿疣有所耳闻吧，在女性的性活跃期（20～29 岁），生殖器疣的发病率明显高于其他年龄段，最常见的原因就是感染了 HPV 6 型和 11 型，它们是引起生殖器疣的高危因素，所以 4 价疫苗在预防宫颈癌发生的同时，也能够预防生殖器疣的发生。

9 价疫苗的预防覆盖面目前最为广泛，能够预防超过 90% 的宫颈癌，也包括了外阴癌、阴道癌、肛门癌、生殖器疣及癌前病变等。

4 接种疫苗有年龄限制吗？

是的。目前推荐 9～14 岁、未发生性生活的女孩接种疫苗，接种后将获得最佳的预防效果。我国 HPV 疫苗接种的划分是基于国内对于不同年龄段的临床实验数据结果来确定的。分别是：2价适用于 9～45 岁女性，4 价适用于 20～45 岁女性，9 价适用于16～26 岁女性。

中国女性感染 HPV 有 2 个高峰年龄段，第一个高峰在 17～24 岁，第二个高峰在 40～44 岁。

5 接种疫苗的具体流程是怎样的？

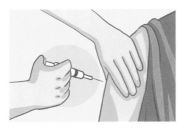

疫苗注射部位

方法和部位：首选上臂三角肌，肌肉注射。

接种方案：2 价疫苗（第 0、第1、第 6 个月）；4 价疫苗（第 0、第 2、第 6 个月）；9 价疫苗（第 0、第 1、第6 个月）。

接种地点：社区医院或社区卫生服务中心（需提前预约）。

6 备孕、怀孕、哺乳期可以接种吗？

（1）不推荐孕妇预防性接种 HPV 疫苗。

（2）不推荐哺乳期接种 HPV 疫苗。

（3）若接种后意外妊娠，应停止未完成剂次的接种，推迟至分娩后再行补充接种。

（4）已完成接种者 2 个月内应尽量避免受孕。

7 接种疫苗后的不良反应有哪些？

俗话说，"是药三分毒"。HPV 疫苗的不良反应和其他疫苗（例如乙肝、流感疫苗等）类似。大部分接种对象没有或仅有轻微的不良反应，严重的局部或全身不良反应很少。最常见的就是注射点局部有红肿热痛,也会有部分接种者出现发热、乏力、头痛、眩晕、疲劳、肌肉痛、关节痛和胃肠道症状等。

如出现了上述不良反应应注意休息、多饮水,这些症状短期内都可自行缓解。如遇到不能缓解或较严重的症状,请务必及时就医。

8 HPV 疫苗安全吗?

HPV 疫苗本身不含有病毒 DNA,因此和其他一些减毒活疫苗(例如麻疹、风疹、水痘疫苗等)不同,HPV 疫苗不存在病毒致病力和传染性。

9 接种 HPV 疫苗后可省去宫颈癌筛查了吗?

不! HPV 疫苗只是从概率上大大降低了宫颈癌的发生,而并非 100%。因此定期体检行宫颈癌筛查(宫颈 HPV 检测 + 宫颈脱落细胞检查),仍是预防、早期发现宫颈癌最重要的手段,千万不能掉以轻心!

总而言之,希望朋友们都能对自己的健康负责,防患于未然。

2019年
等奖

43 挥挥手，"第四高"来了勿烦忧

作　　者：钱逸维　住院医师
指导老师：曹久妹　主任医师
单　　位：上海交通大学医学院附属瑞金医院

症　状 关节肿痛，腰痛

疾　病 高尿酸血症

精彩导读

　　近年来，高尿酸血症作为继"三高"之后又一高发的慢性疾病，在人群中的发病率也逐年递增。高尿酸血症起病隐匿，早期一般无明显自觉症状，常常在体检时发现。随病程进展，可引起相应症状或临床表现。严重的高尿酸血症还可影响全身多处靶器官，诸如骨关节、胰腺、肾脏、心血管系统、神经系统等，危害不容小觑。最近几年的数据发现，该疾病不仅在中老年人群中多见，在年轻人中也屡见不鲜。本文通过生动有趣的故事向受众传递了高尿酸血症的发病原因、过程及治疗、预防方法，更好地帮助大家揭开"第四高"的神秘面纱。

生活小剧场

　　一天，小伙子小吴来到诊室向钱医生求救："医生，一直听说有'三高'：高血压、高血糖、高血脂，我这是得了'第四高'

——'高尿酸'，我还因此失恋了！女朋友看到了我今年的体检报告上面写着尿酸 435 μmol/L，说我尿酸高，担心这病很严重，还会遗传，非要跟我分手！"钱医生笑着安慰道："小伙子，先别担心，你女朋友是对高尿酸了解不够，我给你好好讲讲什么是'第四高'！"

1 什么是高尿酸血症？

尿酸是常见肾功能检测指标中的一项。高尿酸血症是指在正常嘌呤饮食状态下，非同日两次空腹抽血检查血尿酸水平高于一定值：男性≥420 μmol/L，女性≥360 μmol/L。中国高尿酸血症的人数超过 1 亿。而且高尿酸已不再是中老年的专利，年轻人中也非常常见。

2 为什么会出现高尿酸血症？

嘌呤是身体内存在的一种物质，在人体内嘌呤氧化而变成尿酸，然后通过尿液排泄出去。高尿酸血症是因体内尿酸生成过多和（或）排泄过少所致。比如，肾脏出现问题了，尿酸排泄功能减退，造成排出减少；或者嘌呤摄入过多或产生过多、嘌呤代谢紊乱，超出肾脏排泄能力等。

3 什么样的人容易患高尿酸血症？

高尿酸血症的易患人群包括：男性，绝经后女性，中老年人，肥胖者，有家族史者，高嘌呤饮食者，"三高"患者，肾脏、血液、内分泌、自身免疫、肿瘤等慢性疾病者和长期放化疗或长期服用某类药物者等。

4 高尿酸血症会带来什么样的危害？

尿酸高开始可以没有症状，但如果不加以控制，一直高下去，增高的尿酸可以形成结晶，并堆积在各个器官中造成损害。沉积在关节中会形成痛风石，痛风发作也许只是第一步，时间长了，造成关节严重破坏、永久畸形；沉积在肾脏中，会造成肾功能损伤，甚至肾衰；沉积在胰腺，损害 β 细胞，可诱发或加重糖尿病等代谢疾病；沉积在全身的小动脉，促进血管动脉粥样硬化，可出现高血压、心脏病等，导致心血管疾病发生。最后，尿酸高还会影响神经系统。因此，高尿酸血症造成的影响可是全身性的哦！

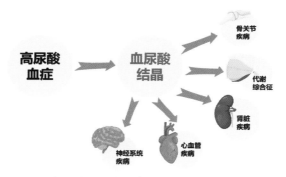

高尿酸血症对全身各个脏器的影响

5 得了高尿酸血症该怎么办呢？

高尿酸血症患者防治三部曲：①没有症状的时候需要调整生活方式，看尿酸能否降至正常水平。急性关节炎期慎用药物，要遵医嘱服药，间歇期即使尿酸正常也要坚持服药。有了痛风石、慢性关节炎要长期控酸、对症治疗！②生活预防尤其重要，要做到少吃海鲜、动物内脏，少喝酒，多喝水，每天喝水 1.5～2 升，多排尿，降低高热量、高糖、高盐食物摄入，合理作息及运动。③药物治疗不可少。黄嘌呤氧化酶抑制剂（别嘌呤醇/非布司他）和促尿酸排泄药（苯溴马隆/丙磺舒）是治疗尿酸高的常用药，切记遵医嘱用药。

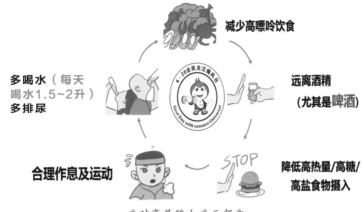

减少高嘌呤饮食

多喝水（每天喝水1.5~2升）多排尿

远离酒精（尤其是啤酒）

合理作息及运动

降低高热量/高糖/高盐食物摄入

应对高尿酸血症三部曲

6 尿酸水平越低越好吗？

　　既然尿酸水平高危害大，那是否控制尿酸水平越低越好呢？答案是否定的。最新的研究表明，血尿酸水平过低是男性帕金森病的独立危险因素。因为尿酸也具有抗氧化和维持血压的作用，这是人体正常的生理需求，长期尿酸水平过低，会增加老年性痴呆和多发性硬化症等疾病的发生风险。建议血尿酸水平一般不低于 $180\,\mu mol/L$。

　　总的来说，早发现、早诊断、早治疗，是应对高尿酸血症的小秘诀，要重视"高尿酸血症"，定期体检，积极就医。等到出现"尿泡沫多、关节刺痛、皮肤小结节、痛风石"等症状，那就晚了！

　　讲了这么多，我们用一首歌帮助大家更好地应对高尿酸血症：

生活快乐日子好，尿酸节节在升高；

除了老人要当心，青年有时也中招；

尿酸高了不要怕，医务人员来帮忙；

生活方式调一调，健康饮食要做到；

　　　　　　适当运动非常好，合理作息少不了；

　　　　　　要和医生配合好，挥手告别"第四高"！

　　高尿酸是大事，却也是我们每个人生活中可能会碰上的小事。祝大家远离"第四高"！

WEALOVE
唯爱天使基金

2019 年
等奖

44 前列腺，有话说

作　　者：胡　超　住院医师
指导老师：陈海燕　副主任医师
单　　位：复旦大学附属中山医院

症 状　尿频，尿急，尿痛，会阴不适

疾 病　前列腺炎

 精彩导读

几乎有一半的男性都曾经历过这种疾病的困扰，尤其是中青年男性，它就是前列腺炎。前列腺炎疾病周期长且容易复发，常给广大男性造成不小的心理和经济负担。但其发生大多与生活习惯有关，可防也可治。

本文通过介绍前列腺炎发生的危险因素、自检方法和相关预防策略，为广大男性预防前列腺炎"支招"，为患者就医和治疗指明方向。

生 活 小 剧 场

说到前列腺，大家都会联想到前列腺炎、前列腺增生，甚至前列腺肿瘤。但是，很少人知道前列腺究竟是什么。前列腺属于泌尿系统，位于膀胱和尿道之间，当感染或非感染因素引起炎症时，会出现骨盆区疼痛不适，伴或不伴有排尿异常，就称为前列腺炎。有研究显示,高达半数的男性在一生中曾经历过前列腺炎的困扰。

1 慢性前列腺炎/慢性盆腔疼痛综合征是啥?

根据病因和病程不同,前列腺炎分为 4 型,尤以 Ⅲ 型慢性前列腺炎/慢性盆腔疼痛综合征最多见,约占 95% 以上。慢性前列腺炎/慢性盆腔疼痛综合征是一种与细菌感染无关,却与自身免疫相关的前列腺炎类型。该类型的诊断需要排除其他可识别的病因,并且病程前 6 个月内至少 3 个月存在慢性、反复骨盆区域疼痛或不适(包括会阴、下腹部、睾丸、阴茎处和射精),并可能伴有不同程度的排尿症状和性功能障碍,严重影响患者的生活质量。

2 哪些是慢性前列腺炎/慢性盆腔疼痛综合征的高危因素呢?

到目前为止,慢性前列腺炎/慢性盆腔疼痛综合征的病因尚无定论,但有证据显示以下因素可能与其发生关系密切:

(1)大量饮酒和过量食用辛辣、油腻、刺激食物:过量酒精和辛辣刺激,可使前列腺局部受损和充血,同时,湿热内生进一步导致前列腺功能障碍,增加发病风险。

(2)盆腔及会阴部长期受压:久坐的生活工作方式(如出租车司机及长途货运驾驶员等)常使盆腔压力增加,静脉回流障碍,导致前列腺淤血,使得毒素物质损伤前列腺。此外,长期骑行也可能引起会阴部组织损伤,造成局部炎症,是引起慢性前列腺炎/慢性盆腔疼痛综合征的高危因素。

(3)性生活不规律:过多的性生活常使前列腺持续充血,得不到休息,诱发水肿和炎症;过少的性生活或是禁欲,可导致大量前列腺液淤积在前列腺小管中无法排出,同样增加了慢性前列腺炎/慢性盆腔疼痛综合征的发生率。

（4）自身免疫状态的改变、经常憋尿引起的尿液反流,甚至身心状态的改变都可能与慢性前列腺炎/慢性盆腔疼痛综合征有一定关系。

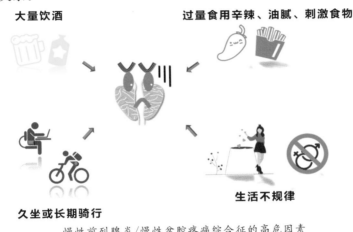

大量饮酒

过量食用辛辣、油腻、刺激食物

久坐或长期骑行

生活不规律

慢性前列腺炎/慢性盆腔疼痛综合征的高危因素

③ **如何判断自己是否患了慢性前列腺炎/慢性盆腔疼痛综合征呢?**

当自己感觉出现了骨盆区域疼痛或不适,同时,也有上述不良的生活习惯,就提示可能患上了慢性前列腺炎/慢性盆腔疼痛综合征。

评估时需要进行腹部检查排除其他可能疾病,如疝气、睾丸肿块和痔等。此外,所有疑似前列腺炎的患者都应行尿液分析或尿液培养以排除尿路感染。同时,必要时完成睾丸超声(排除睾丸炎、附睾炎)、血液前列腺特异性抗原(prostate specific antigen, PSA)检测(45 岁以上排除前列腺肿瘤)。

如需确诊,则需进行前列腺按摩。这项检查需要被检查者与医生进行较好的配合才能顺利完成。

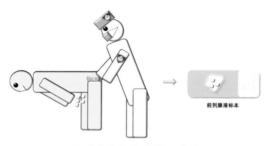

前列腺液标本采集示意图

前列腺按摩时,前列腺通常无压痛或仅有轻度压痛;重度压痛提示前列腺炎。前列腺按摩获得的前列腺液可直接用于检测,并由医生判读是否患有前列腺炎及严重程度(见表 44 - 1)。

表 44 - 1　前列腺按摩注意事项

患者	医生
弯腰站立,抬高臀部	直视肛门,并检查有无异常
深呼吸,并放松肛门	食指全面检查前列腺,并进行按压
有小便的感觉,用玻璃片接住	协助患者完成标本采集
擦拭清洁尿道口和肛门口	标本标注

④ 慢性前列腺炎/慢性盆腔疼痛综合征有哪些危害呢?

(1)可能造成一定的心理负担。由于我国男性性格腼腆,加上某些媒体的不准确报道,让很多人误以为慢性前列腺炎/慢性盆腔疼痛综合征是"性传播疾病",造成了心理恐慌。同时,治疗周期较长且易反复,让患者在承受身体不适的情况下,还要担心疾病能不能康复,使患者背负了很重的心理负担。其实不然,大家应知道慢性前列腺炎/慢性盆腔疼痛综合征与感染因素无关,自然不会传染。另外,只要接受规律的治疗并配合生活习惯的改变,它绝非"不治之症"。

（2）可能影响性生活质量。慢性前列腺炎/慢性盆腔疼痛综合征患者长期忍受下腹部不适和/或疼痛,担心自己性功能可能受到影响,部分患者又害怕可能传染性伴侣,造成心因性性欲低下和性功能减退。同时,慢性前列腺炎/慢性盆腔疼痛综合征可能引起炎症介质水平升高,造成性敏感升高,导致性生活时间缩短甚至早泄。值得注意的是,这些改变通常不是器质性的,心理状态和生活习惯的调整都有助于性功能的恢复。

（3）可能影响生育力。前列腺液是精液的重要组成部分,慢性前列腺炎/慢性盆腔疼痛综合征可刺激产生过量前列腺液,但其中酶的活性和营养反而减少,造成精液稀释、液化时间延长,精子活力降低等情况。虽然慢性前列腺炎/慢性盆腔疼痛综合征可能造成生育力的下降,却很少引起不育,患者大可不必恐惧,要有治疗的耐心和信心。

⑤ 如何预防、治疗慢性前列腺炎/慢性盆腔疼痛综合征呢?

慢性前列腺炎/慢性盆腔疼痛综合征病因不明,且与病原体感染无关,在正规医院确诊后,改善生活习惯是关键。

（1）进食新鲜蔬菜,减少辛辣油腻食物和酒精的摄入,改善机体代谢状态,减少局部刺激,提高前列腺功能。

（2）富含维生素 C 水果的摄入,可以改善炎症刺激引起的氧化状态,修复细胞损伤,恢复受损细胞的结构和功能。

（3）温水坐浴和定期前列腺按摩（规律性生活）,可帮助前列腺液排出,保持前列腺小管通畅,使得前列腺的分泌和排出保持平衡,维持前列腺正常功能。

(4)规律的有氧运动有助于改善全身血液循环状态,促进盆腔血液回流,减少静脉淤血和局部毒素堆积,保护前列腺免受损害。

(5)保持良好的心态,不仅有助于医患更好地配合,也对前列腺功能的恢复有积极意义。

治疗方面建议门诊就诊制定个体化治疗方案,包括理疗、心理支持等。前列腺炎可治可防,出现不适请及时至正规医院专科门诊就诊!

45 "慢阻肺"是个啥？

2019年一等奖

作　　者：邹宜覃　住院医师
指导老师：张景熙　副主任医师
单　　位：海军军医大学第一附属医院（长海医院）

| 症 状 | 咳嗽，咳痰，呼吸困难 |

| 疾 病 | 慢性阻塞性肺疾病 |

📖 精彩导读

　　冬春季节，老年人经常咳嗽、咳痰、喘息、气急，常被误认为是上了年纪就会出现的"小毛病"，而"幕后真凶"却容易被忽视，它就是"慢阻肺"。慢阻肺究竟是个啥？得了慢阻肺该怎么办？本文就对慢阻肺的几个常见误区进行科学解答。

生活小剧场

　　一个寒冷的冬日，小邹医生在诊室里接诊了患者赵大爷。赵大爷今年70岁，是一位有着50年烟龄的老烟民，以前身体一直硬朗，最近半年反复出现咳嗽、咳痰，有时候还有点喘。结合赵大爷的病史，医生给他开了一项肺功能检查，最终赵大爷被诊断为"慢阻肺"。这个结果让赵大爷坐立不安，更充满困惑。赵大爷究竟问了哪些问题？小邹医生又是如何为他解答的？我们一起来探个究竟！

1 咳嗽、咳痰是老年人常见的小毛病,扛一扛就过去了,有那么严重吗?

　　"慢阻肺"即慢性阻塞性肺疾病,是以不完全可逆气流受限为特征的肺部疾病,简单来说就是气道变狭窄了,从而出现呼吸不畅。咳嗽、咳痰、呼吸困难是慢阻肺的三大标志性症状,简称咳、痰、喘。在早期,患者表现为阵发性咳嗽伴少量白黏痰,当合并感染时则诱发急性加重,咳大量黄脓痰。呼吸困难是慢阻肺的特征性症状,早期表现为劳动时气促,一旦病情加重,则为休息时气促。慢阻肺可不是什么"小毛病"。钟南山院士在 2016 年全国呼吸病学会议上指出:当患者出现轻微的咳嗽、咳痰时,表明肺已经受到严重损伤,而当患者出现气促症状时,往往肺功能已经损失 50%以上。

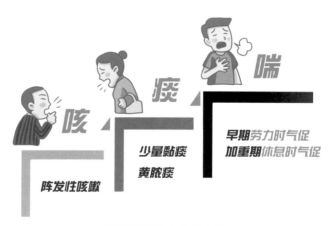

慢阻肺的三大标志症状

2 患上慢阻肺跟吸烟有关系吗?

　　研究显示,相比于从不吸烟人群,既往吸烟者患上慢阻肺的风险明显增加,从 6.2% 上升到 10.9%。以下是一份有关呼吸状况和活动能力的问卷,请您回答问题时选择最能描述您实际情况的答案,并根据问卷评估办法计算出自己的得分。赵大爷通过评估得分为 6 分,根据中华医学会慢阻肺基层诊疗指南,5 分以上即高度提示慢阻肺,总结起来四句话:

一看有无咳、痰、喘,二看是否老烟枪;

50 以上风险涨,5 分就医莫惊慌。

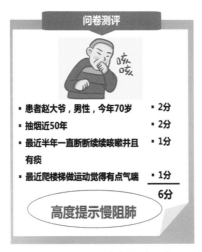

呼吸状况和活动能力的问卷

3 慢阻肺不就是一种慢性病吗?

2016 年全球前十位死亡原因报告显示,慢阻肺已经成为危害健康的第三大杀手,仅次于心肌梗死和脑卒中。在中国,慢阻肺年均死亡人数达 96 万,这意味着每分钟就约有 3 人死于慢阻肺。此外,慢阻肺还可引起多种严重的并发症。中重度慢阻肺会加重心脏负担,导致肺心病发作,甚至猝死。40%～70% 的肺癌患者合并慢阻肺;每 3 个慢阻肺患者中有 1 个死于肺癌。

4 **"得了慢阻肺反正也治不好,那我干脆就不治了。"**

慢阻肺虽然患病率高,致残率及致死率也高,却是可以有效预防和治疗的。慢阻肺的防治首先在于自我管理,其次是药物治疗。俗话说,烟有百害,而无一利,吞云吐雾,伤害身体。戒烟是预防慢阻肺最重要的措施,在疾病的任何阶段,戒烟都有助于防治慢阻肺的发生和发展。此外,冬季老年人要注重保暖,遇到雾霾天气外出时还要佩戴口罩。慢阻肺的药物治疗主要包括吸入性的糖皮质激素和支气管扩张剂,通过控制气道炎症,改善气流受限,达到治标治本双管齐下的效果。

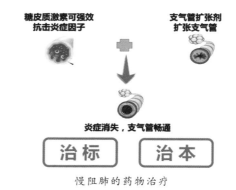

慢阻肺的药物治疗

5 **随着天气转暖,感觉咳痰喘好多了,是不是不需要治疗了?**

慢阻肺治疗不仅要控制症状,关键是长期管理气道的慢性炎症,这浮在海面上的冰山一角就好比是咳嗽、咳痰、气促等症状,而隐藏在海面下的巨大冰体则代表早于症状发生的气道炎症。因此,在慢阻肺的稳定期,仍然要坚持规范化用药,可以大大减少急性加重的风险。

6 治疗慢阻肺每年要花多少钱?

长期规范使用吸入性药物,每年的治疗费用在 2 000～3 000元。而一旦发生急性加重,每次治疗费用达 10 000 元以上。因此,坚持戒烟,并规范用药,不仅可以有效控制疾病,而且可以大大减轻家庭经济负担。

小贴士

"慢阻肺"虽然患病率高,致死和致残率也高,却是一种可防、可治、可控的疾病。"坚持戒烟＋规范用药"这八个字是防治慢阻肺的关键所在。让我们一起来关注健康、守护健康,从放下手中的烟、守护自己和他人的健康开始,为健康中国助力。如果您是慢阻肺确诊或疑似患者,建议您尽早前往医院就诊,以免延误最佳治疗时机。

---

46 刻不容缓：海姆利克急救法！

2019 年

作　　者：李宇航　住院医师

指导老师：沈　艺　副主任医师

单　　位：同济大学附属同济医院

症 状　无法说话，无法呼吸

疾 病　气管异物梗阻

精彩导读

　　气管异物梗阻是一种常见且危急的情况。它的发生，大多是在吃东西时说话、大笑，令本该进入食道的食物误入了气管。完全型气管异物梗阻会令人无法说话，无法呼吸，如果不能在 4～6 分钟内解除梗阻，会进一步导致昏迷、死亡。本文将带您识别气管异物梗阻，学习没有医生在身边的情况下，如何自己解除梗阻。

生 活 小 剧 场

　　人事纷纷难料，世事悠悠难说。吃饭被"噎"死，这种事虽听起来令人嗤鼻，却时有发生。近日，湖南浏阳的源源在幼儿园吃午饭时发生意外，因为在场的大人没能正确应对，留下了永远的悲痛。源源身上到底发生了什么？正确的应对方法又是什么呢？

气管异物梗阻,是一种十分危急的情况。它最常见的发生原因,就是在吃东西时说话、大笑,令本该进入食管的食物误入了气管。若气管被完全堵塞,人便无法说话,无法呼吸,随后会出现昏迷。故事中的源源便是这么一个情况,如果不能在 4～6 分钟内去除梗阻,生命便岌岌可危。显然,源源身边的大人,没有掌握去除异物梗阻的急救方法。今天,李医生就带着大家来学一学如何识别气管异物梗阻,以及如何应对。

我们已知道,气管异物梗阻常发生在吃东西的时候。其实,气管被堵塞者,往往还会有一个特征性的动作:手在颈部成 V 字形。气管异物梗阻可分为不完全型和完全型,此时我们需要区分一下,因为需要特殊处理的只有完全型。方法很简单,只需要问他:你被什么东西卡住了吗? 如果他还能说话,或在剧烈咳嗽,这属于不完全梗阻,要鼓励他咳嗽,自己把异物咳出来;而如果他不能

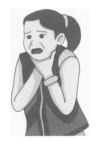

"V 字形"手

说话、不能咳嗽、不能呼吸,这是完全型异物梗阻,非常危急! 此时解除梗阻刻不容缓!

倒挂等方法都是无效的,海姆利克急救法便是一种较为适用的方法,其本质是利用肺内残余气体将堵在气管里的异物给冲出去。操作也简单,主要分为以下几步:①吃饭时遇到 V 字手,询问判断是否为完全型气管异物梗阻。②施救者站在被梗阻者背后,从腋下环抱被梗阻者。③单手握拳,拳心置于被梗阻者脐上 2 厘米处,另一手掌包裹拳头。④向内上方向做腹部冲击,直到梗阻者吐出异物并恢复呼吸。

详解一下,在第二步背后腋下环抱时,可将一只脚踏在对方两脚之间,另一只脚在后,屈膝成一个"弓字步",这样有利于保持身体稳定。第三步能简单记为"剪刀石头布",即一手触到肚脐后,伸出"剪刀"置于脐上方;另一手作"石头"置于"剪刀"上方,留意是虎

口侧的拳心对准肚皮；然后"剪刀"手变为"布"包裹拳头。做第四步时，需向前弯腰，既方便排出异物，也利于发力；注意发力的方向是内上而不是水平，大概就是怼向自己的胸口。如患者咳嗽、喘息，停止冲击并留意是否有异物吐出或出现咳嗽、恢复呼吸等变化。为方便大家记忆，李医生将上述内容简化为一句口诀："站好弓字步，剪刀石头布，弯腰内上冲击，直到异物吐出！"

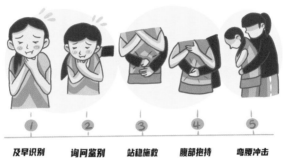

海姆立克急救法图解

上述方法仅适用于1岁以上的儿童和成人，但对于1岁以下的婴儿就不适合了。因为婴儿的腹内脏器特别脆弱，冲击腹部容易损伤。所以李医生给大家说另外两个婴儿海姆立克急救法冲击点：①背部两肩胛骨之间；②正面两乳头连线中点偏下的胸骨段。

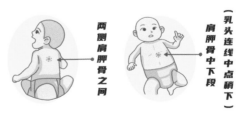

婴儿海姆立克急救法冲击点

此外，婴儿喜欢把什么东西都往嘴里塞，也不会有"V字形"手的表现。所以要留意的是：婴儿无声哭闹挣扎，憋得青紫还没有呼吸,这时候最重要的不是打电话呼叫 120,因为等医生赶到根本来不及。你要做得是:首先让婴儿趴在你手臂上,手捏着下巴以固定头部,然后做一个向下的倾斜(头低屁股高),可以放在大腿上保持稳定。接下来用另一只手的掌根,击打两侧肩胛骨之间 5 次。再将婴儿翻过来,用两根手指,按压中下胸骨段 5 次再拍背 5 次,反复交替进行。如果听到婴儿咳嗽和哭声,立刻查看有无异物吐出来,或有呼吸了,或面色转红润了。恭喜你,抢救成功!

不要惊慌或即抱送医院
应在高声呼救的同时开始急救!

背部拍击5次(肩胛骨间)　　胸部冲击5次(胸骨中下段)

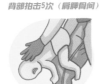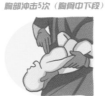

婴儿海姆立克急救法图解

讲到这里,估计有人要提问了:①如果是孕妇,不能冲击肚子怎么办? ②如果这个人已经窒息昏迷,不能站立怎么办? ③如果自己被卡了,而周围没有其他人怎么办? 别担心,这三个情况都有相应的解救措施,李医生为大家准备了知识卡,大家可以扫码收藏和家人一起学习。当然呐,用不到这些急救法才是最好的,最后以一首教大家生活中如何预防气管异物梗阻的打油诗来收尾:

海姆立克急救法知识卡二维码

　　口含食物莫笑谈,咀嚼起来要缓慢;
　　切成小条再进嘴,咀嚼完全后吞咽;
　　小儿含食禁跑跳,颗粒物品离他远;
　　落实生活每一处,海姆利克说再见!

47 你会运动吗? 科学运动让"夕阳"更红

作　　者：赵一丁　住院医师
指导老师：王　治　主任医师
单　　位：上海市浦东新区公利医院(海军军医大学附属公利医院)

关键词　运动健康,老年人,保健

 精彩导读

生命在于运动,运动对健康的益处是无须多言的。然而对老年人来说,不恰当的运动方式和运动强度不仅不利于健康,严重时反而会危及老年人的生命安全。上海作为我国人口老龄化最严重的城市之一,如何科学地开展适当、合理的健身运动,让老年人的"夕阳"更红?本文对老年人运动方式、强度、运动前的准备及运动意外发生时的早期处理方式进行了详细的讲解。

生活小剧场

随着我国老龄化社会的迅猛发展,2019 年底共有老年人 2.54 亿,占总人口比 18.1%。

上海于 1979 年率先进入老龄化,绝对老年人口持续居全国之冠,2019 年底上海 60 岁及以上人口 518.21 万,占全市总人口比高达 35.2%。也就是说上海每 3 个人中,就有 1 个是老年人。人口老龄化,尤其是高龄老龄化带来了一系列社会问题,老年人的健康保健是绕不开的话题之一。目前越来越多的老年人为了改善生活质量、延长生命周期,选择健身运动。然而由于不当运动而导致损伤的老年人也不在少数,这无疑严重影响了老年人的生活质量。

① 老年人如何选择合理的运动方式?

随着年龄的增加,老年人会出现骨质疏松、肌肉萎缩、心肺功能衰退等一系列现象,老年人在运动过程中的反应性和灵敏性也会出现不同程度的减退,老年人一定要根据自己的身体素质来选择合理的运动方式。针对老年人,临床医师往往不推荐像打篮球、跑马拉松这些高强度的竞技体育,我们建议老年人应该选择相对温和的运动方式,比如打太极、慢跑、快走、游泳等。这些都是有氧运动,不仅可以舒展筋骨,而且不会造成运动损伤。

适度的运动锻炼包括合理的运动强度和运动时间。运动强度有个简单的计算公式,就是运动时最高心率不超过 170 减去自己的年龄。举个例子,60 岁的老人,在运动时运动强度心率不应超过 110 次/分。运动时间推荐每天20~30 分钟为宜。老年人在运动过程中尤其要注意运动强度,高强度的运动不仅会造成运动损伤,还会增加心脑血管意外的风险,我们可以佩戴右图所示的运动腕表之类的心率监测设备,在运动过程中监测自己的心率。

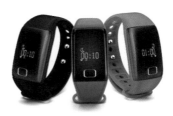

运动腕表

② 老年人在运动前要做哪些准备工作？

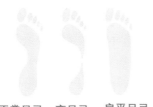

正常足弓　高足弓　扁平足弓
脚印足弓

正所谓"工欲善其事，必先利其器"，许多老年人可能都患有慢性疾病，应该提前准备好随身的药物，如糖尿病患者在运动时应该随身携带一块糖果或巧克力，避免运动过程中出现低血糖。运动时应及时补充水分和电解质，这一点在夏天尤其重要。

骨关节不好的老年人在运动过程中可以佩戴专业的关节护具避免关节损伤，重中之重是要选择一双适合自己运动的鞋子。那如何选择一双适合自己运动的鞋子？这里告诉大家一个小技巧，把脚打湿，站在白纸上，让我们测量下自己的足弓。正常足弓的老年人穿普通的运动鞋就可以；中间这种我们称作高足弓，这种足弓的老年人应该选择气垫较厚的运动鞋；而扁平足弓的老年人，建议去定制专业的运动鞋或鞋垫，不然长时间的运动容易造成足底疾病的发生。运动前后的肌肉韧带拉伸对老年人运动来说至关重要，这是因为运动前的拉伸可以唤醒肌肉韧带的活性，提高运动的安全性和有效性；运动后的拉伸可以缓解肌肉的酸胀，促进局部血液循环，降低神经兴奋性。

③ 出现损伤如何自我急救？

运动难免会出现损伤，出现损伤的时候应该怎么进行自我急救呢？第一步应该采取冰敷。可以把冰袋用毛巾包裹起来后放在扭伤的部位。注意，冷敷应该是间断进行的，每小时冰敷以不超过20分钟为宜，避免皮肤冻伤。冰敷的时间一般是伤后 24 小时内。损伤发生后千万要避免立刻使用像最常见的红花油或者伤筋膏药等活血药物，因为损伤早期局部软组织会充血水肿，早期使用活血药物只会加剧肿胀，影响恢复。使用活血药物的时间应该是冰敷 24 小时后。前后顺序很重要，大家一定要牢记！

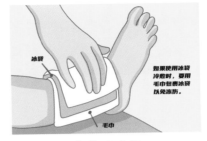

冰袋

如果使用冰袋冷敷时，要用毛巾包裹冰袋以免冻伤。

毛巾

冰敷示意图

人体的运动系统是由骨骼、肌肉和韧带构成的。运动相关损伤除非直接暴力之外，一般都是肌肉、韧带或者关节软骨的损伤。因此，损伤发生后：①立即停止活动，医学上称之为关节制动；②冰敷，就地取材（冰块、冰糕均可）。因为老年人随着年龄的增加，韧带水分丢失，韧带出现钙化，特别容易发生断裂。有效的支具固定能够保持我们韧带的完整性。

小贴士

温馨提示，出现以下情况时一定要去医院就诊：①明显外伤；②长期运动后出现无法自我缓解的关节疼痛；③运动功能受限；④运动强度降低。

4 运动损伤应该看什么门诊呢？

现在有一门新兴的学科叫运动医学科，运动医学科涵盖了传统骨科、康复科以及疼痛科的理念。目前很多医院都开设了运动医学科，如果大家出现了运动相关损伤，可以去医院的运动医学科就诊。

老年人应该采取合理的运动方式，锻炼时适度、适量，运动前做好充分的准备，损伤后正确处理、及时就医。希望每个老年人都能健康运动，让生活更美，夕阳更红！

48 尿中带血，"元凶"到底是谁？

作　　者：肖冬冬　住院医师
指导老师：薛　蔚　主任医师
单　　位：上海交通大学医学院附属仁济医院

症状 | 血尿

疾病 | 膀胱癌

 精彩导读

如果您发现尿液发红，是否会考虑是由食物引起，还是什么疾病造成的结果？医生就像侦探一样，透过现象看本质。本文通过一位老年男性无痛性血尿的诊治经过，形象地介绍了泌尿系统的结构，通过侦查（病史、体检及检查）手段，最终发现膀胱癌才是真正的"元凶"。

生活小剧场

老王今年 68 岁，平时身体健康，喜欢抽烟，一年到头难得去医院。某天早晨，他突然发现小便呈现淡淡的红色，然而，他却认为：没有疼痛，应该没关系吧。他的老伴张阿姨急了，告诉老王血尿绝对不是小事情，不能大意。于是，老两口赶紧来到医院泌尿外科门诊看病。那么，老王尿中带血的"元凶"到底是谁？

正常的尿液颜色是透明至淡黄色。如果尿液含有红细胞而呈现血红色，我们称之为血尿。它往往警示我们人体的"下水道"，即泌尿系统，可能出现了问题，提醒大家应该及时就医排查血尿的原因。常见的血尿病因有尿路感染、结石以及肿瘤。其中，没有疼痛的全程血尿是膀胱癌的典型症状，早诊断、早治疗具有十分重要的意义。

医生首先给老王化验了尿液，发现了大量红细胞，符合血尿的诊断。但需要注意的是，并非尿色变红就一定是血尿哦！吃了含有红色色素或化学成分的食物或药品，例如红心火龙果、红苋菜和利福平药片等，均有可能导致尿液呈现红色，但尿液检查是没有红细胞的，这并不是真正的血尿，不需要治疗，停食后尿液即可恢复正常的颜色。

血尿的"犯罪场所"是人体的泌尿系统，好比人体的"下水道"。它从上到下依次由两个过滤血液产生尿液的肾脏（肾脏俗称"腰子"，可理解为过滤淘米水的淘米盆）、两根输送尿液的输尿管（类似于下水道的水管）、储存尿液的膀胱（可理解为下水道的蓄水池），以及排泄尿液的生殖器和尿道（类似于下水道的水龙头）组成。它所处的位置大致在我们背侧的腰部到大腿根部的水平。泌尿系统全程任何一个部位出血都有可能导致血尿，这也是为什么血尿不是看一次医生就能肯定它的真正原因，医生犹如侦探探案一样，需要进行各种必要检查搜集资料、综合分析判断。

首先，老王的尿液化验中没有发现白细胞的踪迹，而且也否认有尿路感染典型的尿频、尿急、尿痛症状，因此，我们可以排除尿路感染导致血尿的可能性。

其次，老王会不会是尿路结石堵塞而发生血尿？尿路结石会造成腰痛、排尿突然中断等症状，老王并没有这些症状。并且，我们通过超声诊断的方法也排除了尿路结石导致血尿的可能性。

最后，老王在 B 超检查中发现膀胱内壁有一个奇怪的东西。

它到底是什么？是血尿的真正原因吗？此时，我们使用泌尿外科的"秘密武器"——膀胱镜，它是顶端连接着微型钳子和摄像机的一根长管子。我们将膀胱镜伸入老王的膀胱内，观察到了一个"菜花"状的表面有小出血点的肿块。用钳子在肿块上取一小块进行显微镜检查（病理组织学检查），很遗憾，最终确定老王血尿的"元凶"竟是膀胱癌！

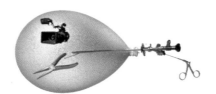

气球　　　　　长管子+摄像机+钳子
膀胱　　　　　　　膀胱镜

根据最新数据，全中国每 10 万人中约有 5.8 人罹患膀胱癌，位居全身恶性肿瘤的第 13 位，男女发病率比例约为 3：1。膀胱癌发病率以 45 岁为界限，在 45 岁之后逐渐上升。根据膀胱癌的病变程度和每个患者其他健康问题，有不同的个体化治疗方法。如能早发现、早治疗，保持既重视又乐观的心态，治疗效果还是相当乐观的。当膀胱癌仅仅局限在表层的尿路上皮时，我们可以通过膀胱镜在膀胱内用电刀切下局部病变组织。如果膀胱癌侵犯到了隐藏更深的平滑肌，治疗方式就大为不同了，大多数情况下不得不切除整个膀胱，然后用肠道新建一个"膀胱"，或将尿液改道从肚子上引流的方式重建排泄尿液的通道。如果情况进一步恶化，膀胱癌转移到了膀胱外，我们仍然有化疗或者靶向药物等治疗手段。

血尿不容小觑，我们一定要做到早发现、早治疗。血尿作为膀胱癌的典型症状，发生于 85％ 的膀胱癌患者。膀胱癌血尿具有无痛和间歇性好转的迷惑性。因此，我们不能像老王一样认为自己不痛就忽略了血尿的预警重要信号。肖医生给你科普一下，一旦发现尿液有血尿可能,可以使用以下三大法宝:①膀胱 B 超就像在膀胱里安装了一个监控,定期监测膀胱中是否发生异常;②尿液中的肿瘤标志物 NMP22 等就像膀胱癌这个罪犯留下的汗液和指纹,通过监测标记物尽早预警膀胱癌;③尿液脱落细胞就像膀胱癌这个罪犯的毛发皮屑,通过检测脱落细胞尽早确诊膀胱癌。这些早期诊断手段可以协助我们找到血尿的真正原因,尤其是早期发现膀胱癌的蛛丝马迹,进而指导是否进行膀胱镜和病理组织学检查等其他检查,最终确定血尿的真正元凶。

那么,我们该怎么预防膀胱癌呢?吸烟被证实可以诱发膀胱癌,约 1/3 的膀胱癌与吸烟相关,戒烟可以降低风险近 60%。不合格的染发剂和油漆等化工制品也是膀胱癌重要的诱因,生活工作中尽量避免接触可以降低风险。

最后,用五句话告诫大家:

戒烟拒染重预防,

蛛丝马迹早发现,

区分类型个性化,

乐观心态极重要,

医患携手保健康!

小贴士

(1)肾性血尿:提醒大家注意,如果因为肾脏这个"淘米盆"出了问题,导致本来不会穿过肾脏的红细胞,通过异常的肾脏到达尿液中,而且红细胞因为肾脏滤过膜的挤压使其形态发生了变化,我们称之为肾性血尿。泌尿科医师会建议去做一个血尿定位检查,鉴别是否有肾性血尿。如果确诊肾性血尿,则会推荐至肾内科完成后续诊断与治疗。

---

(2)膀胱的结构：我们需要用"放大镜"来观察膀胱这个器官。膀胱壁上站着两排战士：①最内侧接触尿液的战士肩并肩站着，我们称之为"尿路上皮"，它的作用是作为防水层阻隔尿液；②尿路上皮的外层站着一排手拉手的战士，我们称之为"膀胱平滑肌"，它的作用是收缩膀胱排出尿液。90％的膀胱癌来源于尿路上皮。在致癌因素的作用下，某些肩并肩的战士举起双手"叛变"了，它们逐渐复制增多，侵犯到膀胱平滑肌甚至膀胱外的器官或组织。

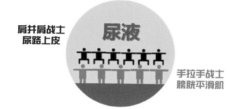

49 莫被便血蒙蔽了双眼

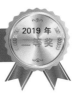

2019 年
一等奖

作　　者：李海强　住院医师
指导老师：蒋小华　主任医师
单　　位：同济大学附属东方医院

 症 状 便血

疾 病 结肠癌

📖 精彩导读

　　便血是一种常见的消化道疾病症状,但是很多人都不把它当回事,没有引起重视,因为,大家不知道便血可能是肠癌的一个信号。尤其是上了年纪的人千万不能对便血掉以轻心。便血背后隐藏着多种疾病,其中痔疮和肠癌十分常见,却总是难以分辨,导致很多人误以为自己的便血是由痔疮引起而不加以重视,从而延误了肠癌的发现和治疗。本文和大家一起说说便血,希望大家不再被便血蒙蔽了双眼。

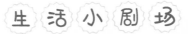

生活小剧场

　　刚过 60 岁的老王,前几日在排便时出现了暗红色血便。老王心想又是自己痔疮犯了。于是,他来到医院胃肠肛肠外科就诊,医生通过查体后告诉他这很可能是痔疮的出血,但不排除其他肠道疾病,建议老王做个肠镜检查。老王知道自己的痔疮是老毛病了,心想:"为什么要做肠镜,简直是活活受罪呀!"但在医生的耐心解释下,老王也终于下定决心去做了肠镜。这不检查不知道,一检查吓一跳,肠镜发现乙状结肠肿物,病理提示肠癌。因为发现得及时,老王进行了手术治疗。老王出院后不禁感慨:"要不是医生当时对我耐心解释,我还真不去做这肠镜呢!"那么医生是怎么向老王解释的呢?

1 痔疮和肠癌有何不一样?

便血可见于很多消化道疾病,其中常见并容易混淆的就是痔疮和肠癌。痔疮十分常见,常言道:"十男九痔,十女十痔,大便带点血,不过是稀松平常事。"但你可曾想过,有时错误地将便血归为痔疮,常常会导致肠癌的漏诊。肠癌跟痔疮的出血略相似,临床上的误诊率也很高,但其实两者有着根本的区别,不要被这个便血轻易蒙蔽了双眼。

虽然痔疮和肠癌的出血都是无痛性的出血,但我们可从几个方面去分辨。痔疮的便血颜色多为鲜红色,血与大便不相混合,多为喷射状或点滴状出血。而肠癌出血的颜色多为暗红色,血与大便常相混合,甚至伴有黏液。肠癌多伴大便习惯和性状的改变。大便习惯改变就是大便次数增加,少数人也会表现为便秘;大便性状改变就是大便变稀变细,不成形,有时混有黏液和脓血。不能一味地将便血归于痔疮,这往往会导致肠癌的误诊。老王便是一个鲜活的例子。

2 如何鉴别肠癌呢？

那么除了相关症状,还可以做什么检查来鉴别呢? 这里有两个检查介绍给大家。

（1）直肠指诊,这个我们肛肠科医生的"一指禅"功。8 厘米的手指可摸到大半的直肠,约 80％ 的直肠癌可经直肠指诊发现。肠癌最高发的部位也是在直肠,故直肠指诊作用大,不要因为尴尬拒绝指诊。

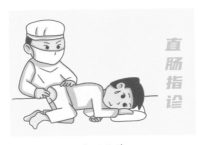

直肠指诊

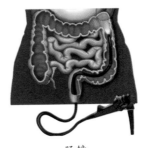

肠镜

（2）肠镜。肠镜能直接看到肠壁,取活检,做病理,使肠癌无所遁形。不仅如此,肠镜目前已是我们摘除肠息肉的首选手段。肠癌多由息肉发展过来,早期摘除息肉,能够预防肠癌的发生。

3 肠癌离我们到底有多远？

我国肠癌的发病率实在是不容小觑。早些时候新闻便报道,我国每年结直肠癌患者新增近 40 万,且上海的肠癌发病形势也是十分严峻,近些年肠癌已是上海第二号高发的恶性肿瘤了。

但是大家不用过于担心,肠癌是一个可以早预防的疾病。怎么才能做到早预防呢? 今天我为大家带来了肠癌的预防宝典。

总结为,两个"一",一个"三":一种习惯,一个积极,三个时间。

一种习惯——一种良好的生活习惯。近些年不良的饮食习惯及运动的缺乏使得肠癌的发病率逐年上升,所以我们要养成良好的生活习惯,饮食均衡,忌高脂油炸,勤锻炼。

一个积极——我们要积极治疗相关肠道疾病,因为肠息肉、炎症性肠病、慢性肠炎都是肠癌的高危因素。

三个时间——三个做肠镜的时间:40 岁、50 岁和即刻。

"40 岁",有肠癌家族史的人,肠癌的发病率比常人高 3～4 倍,故我们建议有家族史的人要提前,40 岁即做肠镜检查。

"50 岁",因为肠癌的发病率在 50 岁以上人群达到一个高峰,故我们建议只要年满 50 岁,就需要去做个肠镜检查。

"即刻",若有便血和排便习惯、性状改变症状的人请即刻就诊,必要时行肠镜检查。

总有人抱怨体检开始得太早,但癌症可不会嫌弃你的年龄太小。

通过这篇的科普,希望大家能重视便血,警惕肠癌,不要被便血轻易蒙蔽了双眼。

4 便血有哪些颜色及其规律?

大家肯定都知道正常的大便颜色是黄色、褐色。便血常见的三种颜色是鲜红色、暗红色和黑色。那么便血为什么会有这三种颜色,这三种颜色又有什么规律呢?

一般来说,出血部位不同,血液在肠道停留时间不同,血液的颜色也不同。出血部位低,像直肠、结肠等距离肛门较近部位的出血,多表现为鲜红色或暗红色。若出血部位高,像胃、十二指肠的出血,血液在肠道内停留时间长,大便就会发黑且锃亮,如柏油路面一般,出现沥青一样黑亮的大便。故出血部位从上到下,便血的颜色一般是从黑色到暗红色,再到鲜红色。

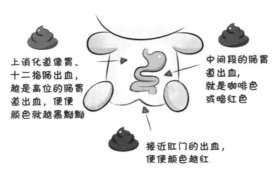

上消化道像胃、十二指肠出血，越是高位的肠胃道出血，便便颜色就越黑黝黝

中间段的肠胃道出血，就是咖啡色或暗红色

接近肛门的出血，便便颜色越红

胃肠道不同部位出血所致大便颜色

⑤ 大便发黑一定是便血吗？

鲜红和暗红的大便大家一下就能发现是便血了，但是大便发黑，是不是一定是便血呢？这个时候还真不一定！

诊断便血前，必须排除下列情况：比如吃过什么东西？像贫血时补铁的铁剂，根除幽门螺杆菌常用的铋剂，还有含铁比较丰富的猪肝、猪血都会使得大便颜色加深，类似于黑便。这样的食物非常多，甚至是我们经常吃的零食，如奥利奥饼干、黑芝麻糊，也会导致大便发黑。所以说有些黑色的大便不一定就是便血，您不用过于担心。

50 老掉牙，老掉牙，老了一定会掉牙吗？

作　　者：阮雅烨　住院医师
指导老师：赵隽隽　副主任医师
单　　位：上海交通大学医学院附属第九人民医院

症状 牙齿松动，牙齿脱落

疾病 牙周病

精彩导读

哪有什么"老掉牙"，都是牙周炎惹的祸！牙周病主要分为牙龈病和牙周炎，严重的牙周炎往往有牙龈红肿、牙龈出血、口臭、牙龈退缩、牙缝变大、牙齿松动甚至脱落等症状。那么该如何预防"掉牙"、预防牙周病呢？如果想要打好这场战役，少不了自己在主战场冲锋陷阵——搞好口腔卫生，在大后方防守——注意全身情况，偶尔也要求助我们的军师——医生，对牙周病才能做到早发现、早诊断、早治疗。

生活小剧场

随着大家对牙齿健康越来越重视，各大医院的口腔科总是人满为患。患者们聚在一起，总能听到热烈的讨论。68 岁的苏大爷跟大多数来看牙的老年人一样，带着这样的疑问："我年纪大了，牙掉了好多，这可怎么办呀！"有一位异常紧张的年轻女性,也提出疑问:"我还这么年轻,怎么牙就松动了?不是年纪大了才会掉牙吗?"这些疑问让整个诊室人心惶惶,大家不禁想:"我现在牙倒是不松,但会不会过几年就要掉牙了?"

看来大家都非常坚信一点:老了就会掉牙,就像老了会长皱纹,头发会变白一样,是普遍的生理规律。但真的是这样吗? 老了一定会掉牙吗?

"老了"跟"掉牙"可没有绝对关系哦! 老了可不一定会掉牙!

其实 WHO 早就提出对牙齿健康的标准"**8020**",指 80 岁时至少还有 20 颗能正常咀嚼、不松动的功能牙。如今有越来越多的老年人可以实现"**8020**"目标了。

那么大家就会问了:到底为什么会掉牙呢? 如何才能预防掉牙? 其实,哪有什么"老掉牙",都是牙周炎惹的祸!

1 牙周病的症状

我国成人牙周病的发病率高达九成,相当于每 10 个人中就有 9 个人患病。牙周病主要分为牙龈病和牙周炎,牙龈病往往有牙龈红肿、牙龈出血、口臭等症状,进一步发展就会变成牙周炎。有些人初诊时就已经是很严重的牙周炎。牙周炎患者往往自己就能察觉到牙龈红肿、牙龈出血、口臭、牙龈退缩、牙缝变大、牙齿松动甚至脱落等症状。

那么,大家都关心的"掉牙"——也就是牙齿松动到脱落的过程,到底是怎么回事呢? 我们可以把一颗健康的牙齿想象成一棵树,我们的牙齿主要靠周围的牙槽骨支撑着的。这牙槽骨就好比树根周围的土壤,如果土壤足够多,那牙一定足够牢固。但当牙齿周围开始堆积菌斑和牙结石,就像树的周围堆满了垃圾一样,会造成土壤流失,牙槽骨也会发生一定的吸收。这个时候往往因为垃圾堆积的假象显得牙齿并不那么松动。但当垃圾越来越多,土壤就会流失的更多,当土壤少到一定程度时,再多的垃圾也固定不住大树了。牙槽骨严重吸收的时候牙齿也就不可避免的松动直至脱落。

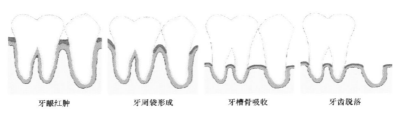

牙龈红肿　　　　牙周袋形成　　　　牙槽骨吸收　　　　牙齿脱落

牙周病发展过程

② 牙周病与全身疾病的关系

牙周病的危害远不止这些,它还与一些全身系统性疾病息息相关,比如心脑血管疾病、糖尿病、慢性肾病、胃炎、类风湿性关节炎等,牙周病都有可能会促进这些疾病的进展。有研究表明,患重度牙周炎的孕妇发生早产和低体重儿的危险性是牙周健康孕妇的7.5倍。牙周炎还可能增加阿尔茨海默病,也就是俗称"老年痴呆"的发病风险。

③ 如何预防牙周病?

如果想要打好这场"战役",少不了自己在"主战场"冲锋陷阵——搞好口腔卫生,在"大后方"防守——注意全身情况,偶尔也要求助求助我们的"军师"——医生,对疾病早发现、早诊断、早治疗。

主战场的保卫战并不难,我们前面提到的牙周炎是从细菌堆积开始的,只要我们把这个源头控制住,也就离成功不远了。建议每个人都应该做到：好好刷牙，勤用牙线，定期洗牙。说到好好刷牙，十个人中会有八个说："我每天都好好刷牙的！"但你真的掌握正确的刷牙方法了吗？

　　如果你是手动刷牙，建议用改良 Bass 刷牙法，也叫水平颤动拂刷法，当然也可以选择电动牙刷，确保刷到牙齿的每一个面。建议每天好好刷牙至少 2 次。改良 Bass 刷牙法主要就是要掌握水平颤动和拂刷这两个动作要领。我们的牙刷与牙齿呈 45°，放置在牙齿与牙龈交界的地方，稍稍加压，注意加压的力度不能使刷毛变形，来回水平颤动 10 次。接着冲牙面进行拂刷，我们的牙刷每次可以覆盖一组牙 2～3 颗，刷下一组牙的时候记得与前边的动作有重叠，如此重复刷遍每一个牙面就可以了。值得提醒的是，在刷门牙里面的时候，将牙刷竖起来拂刷即可，刷我们吃东西的牙面时来回刷即可。

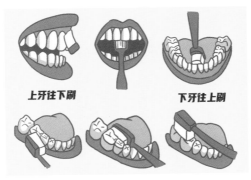

水平颤动拂刷法

　　光刷牙还不够，我们还需要勤用牙线清理牙齿与牙齿接触的牙面，这个地方由于牙刷刷毛太粗而清洁不到，这就要用到牙线。我们将牙线轻轻压入牙齿与牙齿的接触面，包绕在一颗牙的牙面上来回清理，再换个方向包绕在另一颗牙上来回清理，这样一个接触面才算清理干净了。牙缝很大的人群还需要配合使用牙缝刷。

健康人群建议半年到一年洗一次牙。

我们的生活方式和身体健康状况作为保障的大后方也一定要牢牢守住。研究表明吸烟和糖尿病都是牙周炎的危险因素。因此特别提醒吸烟人群必须戒烟,糖尿病患者控制血糖。

另外,面对已经出现的症状,大家要及时尽早到医院求助医生,做到早发现、早诊断、早治疗,控制住牙周炎的进展,不要再让更多的牙松动脱落了!

勤用牙刷和牙线,定期洗牙早预防;

戒烟控糖勤锻炼,"8020"享健康!

2019年
二等奖

51 降压的"九字"误区

作　　者：杨　莹　住院医师
指导老师：崔　松　主任医师
单　　位：上海中医药大学附属曙光医院

症 状　头晕,头痛

疾 病　高血压

精彩导读

　　高血压大家都不陌生,根据 2018 年《中国居民营养与慢性病状况报告》,2015 年全国年龄 18 岁以上成人高血压患病率为 27.9%,而 55 岁以上发病率接近 50%,患病人数近 2.5 亿。高血压已经成为我国人群发生心血管病事件的第一位危险因素。

　　随着中国高血压患病人数越来越多,如何降压也是我们临床医生和患者的一个大课题。但不正确的降压方式可能会对人体造成更大的伤害,降压的"九字"误区——不吃药、只吃药、乱吃药。

生活小剧场

　　王大爷今年 68 岁,平时脾气有些大、性格有些倔,一年到头难得去次医院,也从不体检。某天社区体检,他被老伴拉着去量了个血压,170/100 mmHg,但他觉得自己头也不晕、不痛应该没啥关系,在邻居的推荐下,断断续续吃着不同种类的降压药和各种保健品。老伴张阿姨急了,告诉老王这么降压肯定不对,要去医院做做检查看专科医生。于是,老两口来到医院心内科门诊看病。那么,老王究竟踩了哪些降压的"雷"呢?

1 先来讲讲"不吃药"

为什么不吃药?因为"不晓得"。根据《2018 年中国心血管病报告》数据,2015 年高血压知晓率仅为 51.6%,也就是有一半的人不知道自己有高血压。很多人说"我没有头晕,所以不知道有血压高"恰恰高血压群体中至少有半数是没有头晕症状的。所以建议 35 周岁以上人群每年起码要量一次血压,评估一下自己的血压情况。

有些人明知自己高血压,还是不吃药,因为他们认为"血压高一点可以把血管里的脏东西冲刷掉",其实 20 世纪 40 年代的美国人也是这么认为的。你听说过未完成的罗斯福总统肖像吗? 1949 年,美国人将良性高血压定义为不超过 210/100 mmHg。由于存在这样的错误认知,罗斯福总统的血压一直没有得到很好的控制,1945 年 4 月 12 日,正当罗斯福正襟危坐请画家描绘水彩肖像时,突发脑溢血,当晚死亡,给世人留下一幅《未完成的罗斯福肖像》以及无尽的遗憾。所以"高血压可以把血管里的脏东西冲刷掉"这句话是错误的,也是不科学的!

还有些人知道自己是高血压,但是他们觉得"降压药有不良反应,不敢吃,还是吃点保健品靠谱"。不止你害怕"不良反应",医生也害怕,但大家可能不知道的是,药物在上市前要经过一系列严谨繁复的临床研究,只有当它获益(有效治疗)远大于不良反应时,才能成为药品上市。所以我们不能只看那 0.1% 甚至 0.01% 可能出现的不良反应,而不顾药物给患者健康带来的巨大获益! 再说保健品,当你已经确诊高血压,并且需要药物治疗时,再贵的保健品也无法替代药物,盲目使用反而会延误病情!

② 再来讲讲"只吃药"

"只管吃不管量"——有些患者觉得"我已经吃药了,不用量血压了"。如果只是通过自我感觉判断,认为头不晕、不痛就行,那肯定是错误的! 高血压不一定头晕、头痛,头晕、头痛也不一定是高血压。有些人对降压药特别敏感,吃药后血压快速降低,甚至低于正常,但血压过低也会引起头晕,甚至引发危险的心脑血管并发症! 绝对不是血压越低越好,适度才安全! 如果只吃药而不监测血压,血压高低无从得知,何其危险! 大家可以制作一张血压监测表格,复诊时带上表格,能帮助医生更好地判断你的血压控制情况(表 51 - 1)。

"吃了药就当进了保险箱"——有些患者觉得"我已经吃药了,那就可以肆意喝酒、吃油腻煎炸食品"。你知道吗,高血压和很多因素有关,就拿饮食来说,它和盐(氯化钠)密切相关。《2018 欧洲高血压指南》中限盐＜5 克/天,而我国人口平均食盐摄入量在 12 克/天以上,超出一倍还多! 所以,除了服用药物,还要保持良好的生活、饮食习惯。

"不看医生不检查"——有些患者觉得"吃着降压药就没必要复诊检查了"。你知道吗,有些高血压药物会出现咳嗽、心率变快或变慢、肾功能损害等不良反应,而高血压本身又可能引起心、脑、肾、眼、血管等靶器官损害。定期复诊检查能让你及时发现副作用和靶器官损害的出现。

③ 最后讲讲"乱吃药"

"想到吃药再吃药"——有些患者"什么时候想起来就什么时

表 51 - 1　血压测量登记表

日期	测量时间	血压值	心率	服药情况	测量时间	血压值	心率	服药情况
月　日	上午　时	／ mmHg	次/分		下午　时	／ mmHg	次/分	
月　日	上午　时	／ mmHg	次/分		下午　时	／ mmHg	次/分	
月　日	上午　时	／ mmHg	次/分		下午　时	／ mmHg	次/分	
月　日	上午　时	／ mmHg	次/分		下午　时	／ mmHg	次/分	
月　日	上午　时	／ mmHg	次/分		下午　时	／ mmHg	次/分	
月　日	上午　时	／ mmHg	次/分		下午　时	／ mmHg	次/分	
月　日	上午　时	／ mmHg	次/分		下午　时	／ mmHg	次/分	
月　日	上午　时	／ mmHg	次/分		下午　时	／ mmHg	次/分	
月　日	上午　时	／ mmHg	次/分		下午　时	／ mmHg	次/分	
月　日	上午　时	／ mmHg	次/分		下午　时	／ mmHg	次/分	
月　日	上午　时	／ mmHg	次/分		下午　时	／ mmHg	次/分	
月　日	上午　时	／ mmHg	次/分		下午　时	／ mmHg	次/分	

候吃,昨天忘吃今天补一粒,上午忘吃晚上补一粒"。血压在一天中的分布是有峰值的,早上八九点钟是高峰,下午四五点钟也是高峰,而晚上的血压可能低一点。实验证明,清晨高血压是引起心肌梗死、卒中最重要的原因。所以根据医生的交待,定时、定量吃药很重要,固定时间、早晨吃药,老年人醒得早,起床就把药吃了,年轻人爱睡懒觉,那就定个闹钟,吃好药继续睡回笼觉,要在晨峰来之前把血压抑制住。

"人家吃啥我吃啥"——门诊经常有些患者会和我说"医生啊,他们说这个药降压很好的,不良反应很小。"我会问患者,"他们"是谁?回答不外乎"他们就是我邻居、我亲家、我同事、某度……"其实,男性或女性、年纪轻或年纪大、收缩压高或舒张压高、胖的人或瘦的人,我们选择的降压药都是不一样的,医生进行的是个体化治疗。不要轻信"他们",要相信"医生"!

"道听途说乱换药"——有些患者一直在追求降压"神药","吃了这个药效果不好,就换个药,还不好就再换一个"。但你知道吗,有很多人用药发现血压降不下来,不是因为药不对,而是因为药不够。据统计,只有 27%～30% 的人用一种药就能把血压降下来,而绝大部分患者都需要两种或两种以上的降压药。这时不能只换药,而是给你的降压药找个搭档,联合用药!

最后再给大家总结一下"九字"误区:

不吃药:不晓得自己有高血压、不承认高血压有害、惧怕降压药的不良反应。

只吃药:只管吃不管量、吃了药就当进保险箱、不看医生不检查。

乱吃药:想到吃药再吃药、人家吃啥我吃啥、道听途说乱换药。

医生和患者不是敌人,而是战友,疾病才是我们共同的敌人。希望大家(包括高血压患者的家人)要牢记这九个字,避免走入误区,一起控制好血压、健康长寿!

52 肩袖损伤——肩部疾病的"隐形杀手"

2019年
一等奖

作　　者：陈礼阳　住院医师
指导老师：刘丙立　主任医师
单　　位：复旦大学附属浦东医院

症状　右肩痛，肩膀不适，彻夜难眠，抬手不能

疾病　肩袖损伤

 精彩导读

人到中年，颈肩背痛逐渐多了起来，剧痛的时候常翻来覆去彻夜难眠。大多数人一旦出现肩部疼痛，往往认为是肩周炎，以为自我按摩、锻炼或是贴膏药就会慢慢好起来，结果却是越来越严重，连抬手梳头都很困难，这才急着到医院去求助。这肩膀痛到底是什么问题呢？本文介绍了肩袖损伤与肩周炎的区别，如何正确认识肩袖损伤，避免肩痛防治的误区。

生活小剧场

周阿姨是我接诊的一位患者，一个月前她感觉右肩膀疼痛不舒服，特别是晚上肩膀酸痛的厉害，睡不着觉，自以为是肩周炎，觉得锻炼锻炼就会好了。一个月以后，周阿姨感到右肩膀疼痛越来越严重，右胳膊彻底举不起来了，梳头也无法梳了，这时才着急了，赶紧到医院骨科门诊看病。通过医生

详情的检查与分析,告诉周阿姨得的是肩袖损伤,周阿姨惊讶地问:肩袖损伤是什么病呀,与肩周炎不一样吗?

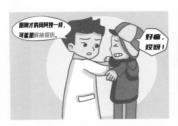

肩痛,可能是肩袖损伤惹的祸

1 肩周炎可不是肩袖损伤!

由于 50 岁左右的人群容易出现肩膀周围炎症,肩周炎古称"五十肩",现称"冻结肩"或"冷凝肩",主要存在肩膀疼痛和活动不便等问题,不论是本人还是他人都很难推动僵硬的肩膀,也就是医师们常常说的"主动被动均受限"。肩周炎被认为是肩关节随着年龄增长出现不同程度的老化,肩关节内的"润滑油"(滑液)少了,肩膀周围的"筋"(肌腱、韧带)长期反复损伤,引起肩膀疼痛,进而肩膀内部发生炎症,炎症使得肩关节内出现了粘连,变得紧绷绷的,肩膀失去了应有的活动功能,肩膀向各个方法都不能活动,而这种情况可以通过功能锻炼好转,有些可以在半年到一年的时间里逐步缓解、自愈。

2 什么是肩袖及肩袖损伤?

肩袖是由冈上肌、冈下肌、肩胛下肌和小圆肌四块肌肉围成,这些肌肉形成一个袖套样结构包绕肱骨头。四块肌肉中的一块或几块损伤,我们称之为肩袖损伤,肩袖损伤中发生概率最高的是冈上肌损伤。

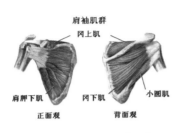

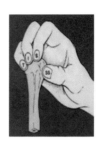

肩袖解剖

肩袖损伤通常有急性损伤和(或)慢性劳损情况,肩关节疼痛在白天有时不太明显,到了夜晚睡觉时往往会被痛醒,肩袖损伤严重者很难自愈,肩关节主动外展、上举及后伸(胳膊自下方摸后背)疼痛明显,活动受限,活动没有力气,只能在他人的帮助下肩关节外展,上举活动范围可以部分恢复。

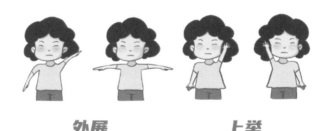

外展　　　　上举

肩关节外展及上举活动受限,需在医生辅助或他人帮助下完成

肩袖损伤是肩膀里的"筋"(肌腱)损伤了,不恰当的按摩、理疗及功能锻炼通常很难起到治疗效果。

③ **生活中肩袖损伤有哪些诱因呢？**

（1）出行时：乘坐公交、地铁站立时,突然遇到急刹车；开车、坐车时回身拿东西或坐车时扶着上方扶手,忽遇急刹车;乘坐飞机,把随行行李放在飞机行李架上时,由于行李重,可能会伤到肩袖。

（2）运动时:网球、排球、羽毛球、攀岩等活动中所有肩部外展,上举的运动都可能造成肩袖损伤。

（3）健身时:对健身爱好者来说,如果肩膀的运动用力过大或动作过猛,也易引起肩袖损伤。

4 正确认识肩痛,避免防治误区!

（1）张冠李戴——大部分人出现肩膀痛首先考虑的是肩周炎,事实上并不是所有的肩膀痛都是肩周炎,小心是肩袖损伤。及早就医是早日解脱病痛的第一步。

（2）姑息迁就——很多患者肩痛发作时,随便吃点止痛片或用膏药,没有寻求正规的医疗服务,肩痛迁延不愈。及早明确诊断,对因治疗很关键。

（3）盲目锻炼——绝大多数肩关节疼痛并不是由肩周炎引起的,早期盲目锻炼会使肩袖小撕裂变成大撕裂,加重损伤。运动锻炼必须掌握"适度"的原则,避免"画蛇添足"损伤发生。

（4）半途而废——治疗不彻底,易反复发作,前功尽弃。坚持合理治疗才是硬道理。

53 查出肺结节？心中别纠结！

作　　者：李梦蝶　住院医师

指导老师：强金伟　主任医师

单　　位：复旦大学附属金山医院

关键词　肺结节

精彩导读

　　如果您体检时无意发现肺结节，是否会担心是肺癌？还是若无其事地觉得，这只是一个区区几毫米的小东西？小结节虽小，但却有着"大世界"，本文将带您走近肺结节，让您对它有更科学和全面的认识。

生活小剧场

　　大家每逢体检常常心惊胆战，生怕"三高"来袭，又恐结节来犯。有时可能只是最近觉得胸闷，又或是有点咳嗽，拍了个胸部 CT 一看：肺结节？！瑟瑟发抖地赶紧拿着报告去找医生："医生啊，我……我是不是……得了肺癌？"

1　肺结节到底是什么？

　　我们在检验报告里看到的肺结节，通常是指直径小于 3 厘米的类圆形或者是不规则形病灶，放射科的影像描写里会将其称之为密度增高的阴影,根据结节大小一般又可分为小结节和微小结节,"结节"只是一个描述大小的词汇,并不是指疾病性质的好坏。我们还可以根据它的"长相",分为实性结节、部分实性结节和磨玻璃结节。听起来您可能犯迷糊了:啥是实性和磨玻璃啊? 我们可以把实性结节想象成煮熟的蛋黄,部分实性结节就像是没煮熟的、带有蛋清和蛋黄的鸡蛋,而磨玻璃结节就更好理解了,它类似于是生活中可以看到的磨砂玻璃一样。

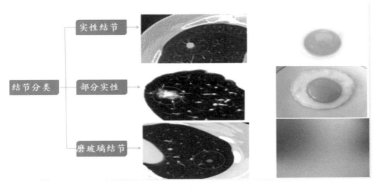

肺结节分类

　　首先给您安安心:在肺结节中大约只有 12％ 是恶性的,比如肺癌或者是转移癌。这时您可能就要问了:那万一我就是这 12％呢? 不要着急! 这就带您来看看这肺结节到底是怎么回事,怎么判断它的良恶性。

　　(1)看结节大小。小于 8 mm 的肺部小结节,约 90％ 以上是良性的,而大于 20 mm 的肺部结节,约 40％ 是恶性的。

　　(2)看结节的"长相"。如果对结节的描述是"光滑",那它是个"好"结节的可能性更大一些,如果它长得很"丑",有"毛刺""分叶"或者"胸膜牵拉",那它可能就不是个"好东西"了。

　　(3)看结节的生长环境。我们的肺就像是土壤,如果土壤比

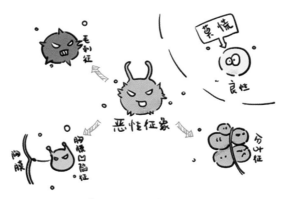

良、恶性肺结节的区别

较贫瘠,那长出来的结节自然也就会倾向于不太好。那如何定义"土壤"的好坏呢?年龄、是否有吸烟史,肺部是不是有基础疾病,也就是我们常说的"老慢支",是不是有家族遗传病史,是不是既往有过肿瘤史,这些都决定了我们的肺部条件。

有人会问:"怎么现在肺结节越来越多了,是不是你们想要诓我们去做检查啊!"那您可就冤枉医生啦,现在肺结节的检出率越来越高,一方面是由于如今环境污染情况比以往确实更严重些,更主要的是以前的胸部 X 线检查只能分辨出 1 厘米以上的结节,现在随着医学技术的发展,高分辨率 CT 就像是一个立体放大镜,可以检测出 1 毫米的结节,所以被发现的肺结节就变多了。

② 查出肺结节怎么办?

如果考虑良性的结节,建议每 3 个月、半年、一年随访复查一次(包括 CT + 肿瘤标志物检测),随访 3～5 年,5 年无变化基本就可以排除恶性可能。而如果考虑是恶性可能的肺结节,我们还有增强 CT 和穿刺活检(这种病理学检查才是真正的诊断依据,称为"金标准",它才一锤定音)这些检查方法,帮助医生判断结节的良恶性。

俗话说得好,三分医,七分养,十分防。对于肺结节,更重要的还是在于预防。不抽烟、减少接触雾霾、做好自身保健、保持心情舒畅都可以帮助养好我们肺部这个重要的"土壤"。还有一点也很重要,就是定期体检。有人听到 CT 就害怕,担心辐射过大,其实 CT 的辐射并不大,一次检查辐射剂量值有 10～15 个单位,一年总剂量值小于 100 个单位对人体都是没有太大影响的。

总之,看到肺结节不要第一反应就认为自己得了不治之症,每天茶不思饭不想,但也不能对检查出来的肺结节掉以轻心。

结节虽小,学问却大。最重要的是早发现、早诊断、早治疗,结节并没有那么可怕!

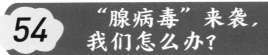

54 "腺病毒"来袭，我们怎么办？

作　　者：窦家莹　住院医师
指导老师：史婧奕　主治医师
单　　位：上海交通大学附属儿童医院

症状　高热，咳嗽，流涕，呼吸困难，腹痛腹泻，红眼

疾病　儿童腺病毒感染

 精彩导读

　　腺病毒是引起婴幼儿发热的常见病毒，通常可引起呼吸道感染，也会有胃肠道、眼部等症状。虽然多数情况下腺病毒感染患者可以自愈，但我们绝不能轻视它，婴幼儿和免疫缺陷人群可能出现严重感染症状。本文为你详细讲解什么是腺病毒、儿童腺病毒感染的常见症状以及如何预防腺病毒感染。

生活小剧场

　　2019年初，曾有一篇求助新闻传遍朋友圈——《杭州5岁男孩父母寻找"救命血清"》。这是一位5岁孩子的妈妈在微信朋友圈发出求助：寻找感染过腺病毒治愈的O型血血清志愿者提供抗体，救助因腺病毒肺炎在ICU接受抢救的孩子。腺病毒，或许很多人没有听说过，或许有些经历过孩子被腺病毒感染的宝爸宝妈们，如今谈"腺"色变。那么什么是腺病毒呢？腺病毒感染如此可怕吗？

1 什么是腺病毒？

腺病毒并非新型病毒，1953年被首次发现，20世纪国内曾有过大规模暴发流行，近年来虽没有大规模流行的报道，但部分地区仍有局部流行。腺病毒感染可常年流行，北方冬季、南方春夏季多发。腺病毒的可怕之处在于强传染性，虽然人人都有可能被传染，但最多见于儿童，尤其是婴幼儿（6月～2岁）和免疫功能低下人群，4岁以下儿童占腺病毒感染病例的80%以上。

2 感染腺病毒有什么症状？

腺病毒感染的严重程度与感染者的免疫状态、感染的部位和病毒类型相关。大多数患者的症状轻微，类似"感冒"，预后较好，但年幼体弱、免疫功能低下的患儿症状可能比较严重。

腺病毒感染人体的不同部位会有不同表现。

（1）呼吸道感染：会出现咳嗽、流鼻涕、喉咙痛等类似"感冒"的症状，同时伴有发热、寒战、全身酸痛等全身症状。严重时可引起腺病毒肺炎，甚至合并其他脏器损伤。

（2）胃肠道感染：会表现为腹痛、腹泻、呕吐，小婴儿可能会出现异常哭闹、拒奶。

（3）眼部感染：会有眼部分泌物增多、眼球充血等表现，一般是呼吸道感染的并发症，也有少部分因接触腺病毒污染的游泳池水引起结膜炎。

如果宝宝出现高热、喘息、精神萎靡、呼吸困难、持续呕吐等症状，需要立即去医院就诊。3月龄以内的宝宝体温≥38℃，3～36月龄的宝宝体温≥38.9℃或≥38℃超过3天，任何年龄的儿童体温≥40℃，都需要立即就诊。现在大多数儿童专科医院的门急诊能够进行腺病毒的快速检测，通过鼻拭子采样，最快10分钟内就可得到结果。

③ 腺病毒感染后如何治疗？

非常遗憾，目前还没有针对腺病毒的特效抗病毒药物，也没有安全有效的疫苗。目前临床上主要给予对症治疗，轻症患者可以自愈，建议居家休息，可给予缓解症状的治疗，例如退热、止咳、化痰、止泻、补充水分等；重症患者，例如腺病毒肺炎或累及多器官系统必须住院治疗，以防发展为凶险的重症型。

④ 预防腺病毒，我们该怎么做？

腺病毒可以通过多种途径传播，包括飞沫传播（患者咳嗽、打喷嚏等产生的飞沫）、粪口传播（接触患者的粪便，如更换宝宝的尿不湿）、接触传播（接触被腺病毒污染的物体后未洗手，再触摸自己的眼睛和口鼻）。因此，我们要养成良好的生活习惯，勤洗手，保持手部清洁，避免用不干净的手触摸眼睛和口鼻，避免和腺病毒感染的患者密切接触，尽量避免带宝宝去人多的公共场所，去医院就诊记得戴好口罩。

我们每天都会洗手，但如何规范洗手可能很多人并不知道。下面我们简单介绍六步洗手法，只要记住七字口诀——"**内外夹弓大立腕**"，便可保持我们的手部干净卫生。

（1）"**内**"：掌心相对，相互揉搓手掌内侧。

（2）"**外**"：手心对手背，交叉揉搓指缝和手掌外侧，双手要交换。

（3）"**夹**"：掌心相对，交叉手指，揉搓指缝。

（4）"**弓**"：双手指交锁呈弓形，一手的指背和另一手的掌心揉搓。

（5）"**大**"：握住大拇指旋转揉搓，双手要交换。

（6）"**立**"：立起指尖，一手的指尖旋转揉搓另一手的掌心，双手要交换。

（7）"**腕**"：洗腕，螺旋式擦洗手腕，交替进行。

接下来向大家介绍正确戴口罩的步骤：

（1）清洗双手后平展口罩。

（2）分清口罩的内外和上下（蓝色朝外，有鼻夹朝上）。

（3）双手平拉推向面部，将耳带拉至耳后，调整耳带至舒适的位置。

（4）双手上下拉口罩边沿，使其盖至眼下和下巴。

（5）沿鼻梁捏紧鼻夹，使口罩紧贴面部。

一次性医用口罩和医用外科口罩均为限次使用，累计使用不得超过 8 小时。

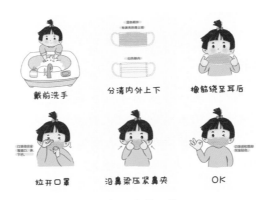

戴前洗手　　　分清内外上下　　　橡筋绕至耳后

拉开口罩　　　沿鼻梁压紧鼻夹　　　OK

如何正确戴口罩

学会七步洗手法和正确佩戴口罩的方法，牢记腺病毒感染的常见症状和就诊流程，我们就不用再谈"腺"色变，创造健康卫生的家庭环境，为宝宝的健康成长保驾护航。

唯爱健康 「医」讲就懂

55 安心、放心、开心 ——带您认识急性 心肌梗死

2020年 一等奖

作　　者：戴道鹏　住院医师
指导老师：张瑞岩　主任医师
单　　位：上海交通大学医学院附属瑞金医院

症　状　胸痛

疾　病　急性心肌梗死

精彩导读

　　急性心肌梗死是一种以胸痛为主要表现的心脏病急症。严重的急性心肌梗死来势汹汹，让人猝不及防，甚至可能危及生命。本文通过对急性心肌梗死的病因、易感因素和急性期处理等方面的介绍，让大家知己知彼，安心做好急性心肌梗死的防治工作。

生活小剧场

　　王大爷今年65岁，平时身体看着挺硬朗，除了高血压、糖尿病，也没有什么大毛病。一天晚上，王大爷在广场上健身，也不知怎的，突然感觉胸口像被大石头压着，喘不过气，还有一阵一阵刀绞一样的疼痛，头上直冒冷汗。周围人一看这个情况，赶紧把王大爷送到医院急诊室，经过一番紧急检查，医生告诉王大爷：这是"急性心肌梗死"，要马上做手术把心脏的

血管打通！经过家属同意，医院立即开通了急性心肌梗死救治的绿色通道，手术顺利，王大爷得救了。一个星期后，王大爷又能去公园散步了！

王大爷真是幸运，亏得抢救及时，如果不及时救治，人可能就背过去了。那么，什么是心肌梗死呢？

1 心脏的结构

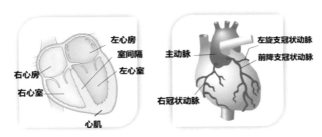

心脏和冠状动脉结构

说到心肌梗死，先让我们认识一下心脏的结构。心脏就好像一个有四个房间的大房子，靠上的房间叫"心房"，靠下的房间叫"心室"，而心肌，就是房子的"墙壁"，这些心肌，必须有足够的新鲜血液提供滋养。在我们心肌中，有一些叫"冠状动脉"的血管（正如家里的自来水管道），它们源源不断地为这些心肌输送血液，提供氧气等保障心肌存活和正常工作必要的物质。

2 心肌梗死的信号：胸痛

冠状动脉不一定一直都通畅，就像家里的水管也可能因为脏东西的沉积而发生堵塞。由于年纪的增长，不健康的生活方式，高血压、糖尿病等疾病的出现，冠状动脉发生损伤，血液里面的坏东西尤其是低密度脂蛋白就会在血管壁沉积，慢慢地形成脂质团，随着脂质团的长大,就会造成我们常常听到的"动脉粥样斑块"。在一定条件下,动脉粥样斑块不稳定,会发生腐蚀、破裂等,导致动脉血栓的形成,把这一段冠状动脉堵得死死的。水管堵住不通畅了,心肌就得不到氧气的供应,心肌就会发送一个信号,那就是胸痛。

心肌梗死的胸痛,常常表现为:胸部闷痛感、压榨感,会有恐惧、濒死的感觉,也可以伴有呼吸困难、烦躁不安。当然,如果您是冠心病高危人群,还得注意一些不典型的症状,比如上腹部不适感,左手臂内侧的疼痛、甚至下颌牙周的疼痛不适,都有可能是急性心肌梗死发作。如果在受寒、饱餐、体力活动、情绪激动等情况下出现这些症状,也一定要提高警惕,及时前往医院检查。还得给大家提个醒,老年人,尤其是 80 岁以上的高龄老人,37％的心肌梗死可以没有胸痛表现,而是表现为突发的呼吸困难或神志不清,要警惕!

③ 哪些人容易发生心肌梗死?

明白了什么是心肌梗死,那么,哪些人容易得冠状动脉粥样硬化,容易发生心肌梗死呢? 首先,心肌梗死的发生率是随着年纪的增大而增加的,所以老年人要特别注意。此外,抽烟,缺乏运动,以及高血脂、糖尿病、高血压等疾病都是冠状动脉粥样硬化和心肌梗死的重要危险因素。正因如此,对于冠心病和急性心肌梗死,最为经济有效的预防措施就是改善生活方式,比如戒烟限酒、适度运动、保证睡眠、放松心情、合理膳食等,生活方式的改善也能改善高血脂、高血压、糖尿病的病情,一举多得!

④ 心肌梗死救治:快、快、快!

如果出现心肌梗死样的胸痛症状,怀疑自己发生了急性心肌梗死应该怎么办呢? 立即拨打120,快速就医,快速检测,快速处理是关键!

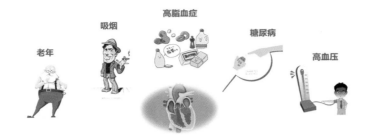

易患心肌梗死的高危人群

一旦出现胸痛症状，在保持情绪平稳的同时，快速前往医院就诊，将判断是否发生心肌梗死的任务交给医生。这个时候，时间就是心肌，时间就是生命！

在医院，急诊科或者心内科医生会通过病史询问、心电图、心肌酶谱检测这三大利器快速判断是否发生了急性心肌梗死。

一旦确诊，医生会通过各种方式快速打通阻塞的冠状动脉，水管一旦开通，您的心肌就有可能恢复血供，胸痛症状也就自己缓解了。目前，打通冠状动脉的方法主要有溶栓治疗、经皮冠状动脉介入治疗和冠脉搭桥手术，医生会根据病情选择最适合的方式。

最后，通过一首顺口溜帮助大家总结心肌梗死的防治要点：

> 心肌梗死挺可怕，但是别把自己吓；
> 预防工作要做好，降脂控糖很重要；
> 熬夜抽烟要不得，血压高了也要降；
> 水果蔬菜真是好，饱和油脂要吃少；
> 发生胸痛心莫慌，快速就诊帮您忙！

小贴士

1. 低密度脂蛋白：是一种密度较低的血浆脂蛋白，在血浆中起转运内源性胆固醇及胆固醇酯的作用。其浓度升高与动脉粥样硬化的发病率增加密切相关，故又称魔鬼脂蛋白。

2. 经皮冠状动脉介入治疗：是经心导管介入操作的微创手术。通过疏通狭窄或闭塞的冠状动脉管腔以改善心肌的血液供应。

3. 冠脉搭桥手术：是一种开胸手术。通过使用患者自身动脉或静脉血管为狭窄的冠状动脉血管的远端供血。让心脏搏出的血从主动脉经过所架的血管桥，跨过狭窄或梗阻的冠状动脉到达缺血心肌，从而改善心肌的血液供应。

56 小黄健身记
——"跑步膝"的困扰

2020 年
荣奖

作　　者：黄可心　住院医师

指导老师：邵静雯　主治医师

单　　位：上海市浦东新区公利医院（海军军医大学附属公利医院）

症　状	运动后左膝关节痛，左大腿外侧紧绷
疾　病	髂胫束综合征（跑步膝）

 精彩导读

近年来，健身成为越来越多人所热衷的生活方式，除了在健身房里运动，户外跑步、骑自行车等运动形式也倍受青睐。但也因为许多健身人群不合理的运动方式和运动习惯，随之而来的运动损伤也越来越多发。其中膝关节损伤最为常见。髂胫束综合征，也就是大家常说的"跑步膝"，作为运动后膝关节损伤中最为常见的一种，它有哪些症状，我们又该如何预防和治疗呢？

生 活 小 剧 场

如今这个时代，健身渐渐成为一种生活态度。前段时间，小黄终于对肚子上堆叠的赘肉忍无可忍了，于是痛下决心办了一张健身卡。之后便开始了魔鬼式训练，深蹲、硬拉、跑步机、椭圆仪一个也不少。一个月之后，赘肉好像没啥变化，但是却发现左膝外侧出现了疼痛，左大腿外侧也有明显的紧绷感，尤其是在深蹲、跑步还有上下楼梯需要弯曲膝盖的时候。停止去健身房疼痛就明显缓解了，但一旦恢复运动就又开始痛了。这究竟是怎么回事呢？小黄马上咨询了康复科老师。

老师了解了一下小黄的运动历程：此前几乎不锻炼，最近运动量猛增；运动姿势不正确，深蹲时膝关节经常过屈；最重要的是，仗着自己年轻且运动量不大，运动前没有充分热身，运动后也没有及时牵拉。

听完小黄的情况，老师分析考虑认为，小黄很有可能是患了髂胫束综合征，也就是俗称的"跑步膝"。在一些跑步、骑自行车爱好者或健身人士中很常见。

之后老师又给小黄做了一个髂胫束紧张度试验。就像下图这样侧卧，检查者握住脚踝向后上方拉。在此过程中，小黄的左大腿外侧感到紧绷，甚至有些落不下去的感觉。左右对比之下更为明显。老师说这表明小黄左侧髂胫束很紧张。更加验证了髂胫束综合征，也就是"跑步膝"的诊断。

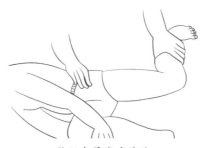

髂胫束紧张度试验

要搞清这个病,首先就要了解什么是髂胫束。髂胫束并不是肌肉,而属于结缔组织。我们可以简单地想象为塑料带一样的东西,就是图上这条白色的组织,这个窄窄长长的"塑料带",覆盖在我们大腿的外侧,大概位置就是咱们大腿上部外侧最突出的地方和膝盖外侧最突出的地方,中间连接他们的一条组织。它垂直向上连着阔筋膜张肌和臀肌,向下连到膝盖胫骨外侧髁。

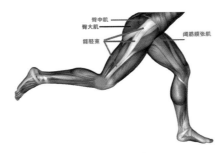

髂胫束解剖示意图

　　那么它有什么作用呢?它是维持髋、膝关节外侧稳定性的重要结构,当我们长期站立或维持姿势时,髂胫束就像两根筷子一样拉紧支撑我们。

　　那么好好的髂胫束为什么会损伤呢?在跑步、深蹲等姿势下,我们需要反复伸屈膝关节,就会造成髂胫束和膝盖外侧股骨外侧髁的过度摩擦,导致韧带及滑囊炎症的产生,从而产生疼痛。这又会使髂胫束充血水肿,有的人在疼痛后没有重视,而是继续运动,就会加重摩擦,形成一个恶性循环,造成髂胫束综合征也就是跑步膝的发病。

　　了解了"跑步膝"的发病过程之后,小黄感到有些委屈,健身的人千千万,为什么我这么倒霉患上了"跑步膝"呢?其实除了先天发育的原因,也要从自己身上找问题:①在去健身房之前,小黄从来不运动,生活中也经常保持一个姿势懒得动,这导致了小黄的髂胫束本身就处在一个紧张状态。②运动之后又没有循序渐进,而且运动姿势不正确,膝盖经常过度弯曲,造成髂胫束的摩擦加大。③运动前后没有热身牵拉髂胫束,加重了髂胫束的损伤。④核心力量不足,尤其是臀肌力量,这也导致了小黄的髂胫束过度代偿。

认识到自己的问题之后,小黄该怎么办呢?首先,急性期肯定是减少运动量。急性期过去之后,逐步恢复训练时,反复提到的运动前后的拉伸放松也很重要,还要进行臀肌的激活及肌力训练。

小黄要教大家几个髂胫束牵拉放松的动作。首先是阔筋膜张肌的拉伸。如果要拉伸左侧,就把右腿伸直,左腿跨过右腿放在右膝外侧,右臂屈肘置于左侧大腿外侧,左手身体后方撑地。向左手及左臂方向转动上半身,直到感觉大腿外侧有拉伸感,保持 5~15 秒。如果要拉伸右侧就调换一下方向。

运动后还可以通过泡沫轴放松髂胫束。取侧卧位,把泡沫轴放在大腿外侧髂胫束的位置,一只手支撑地面并调整力度,使泡沫轴上下滚动。

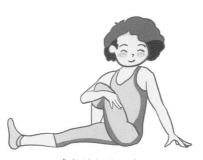

牵拉放松髂胫束

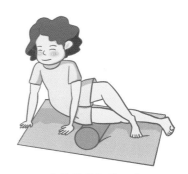

泡沫轴放松髂胫束

以上这两个动作就可以很好地在运动前后保护髂胫束。

另外,臀肌力量的锻炼也很重要。如果臀肌力量不足的话,在髋关节做外展动作时,就需要髂胫束的代偿,长此以往也会导致髂胫束的损伤。臀肌肌力训练可以做"蚌式"运动,根据自己情况还可以使用弹力带增加难度。

还有一个训练方法就是弹力带侧向移动。在屈髋状态下,在弹力带的阻力下行髋外展动作,此时可以明显感受到臀中肌的发力。

通过以上措施,小黄的症状已经有了明显的改善。如果您也出现了相同的症状,但是通过以上方法并没有明显减轻,建议您及时就医。在康复科,针对"跑步膝"可以进行微波、干扰电、红外线、冲击波等物理因子治疗改善疼痛并且减轻炎症,此外康复治疗师还能够利用软组织牵伸治疗来缓解髂胫束紧张。

但是,运动损伤有时比较复杂,如果您的膝关节疼痛症状十分严重且长期不能改善,很有可能合并髌骨软化、半月板损伤等其他疾病,建议您来医院接受更加详细的检查和治疗。

小黄作为一个健身小白,在满腔热血的健身路上遇到了一些小挫折,相信很多人在健身时也遇到过同样的问题。希望小黄的故事能为您带来一点帮助,让我们在科学健身,适度、合理运动的路上一起变美变壮!

57　疫情之下，"hold"住焦虑

作　　者：翟雪洁　住院医师

指导老师：崔海松　副主任医师

单　　位：同济大学附属同济医院

症　状　恐慌，运动性紧张，自主神经功能亢进

疾　病　焦虑状态，焦虑障碍

　精彩导读

　　疫情之下，哪怕是身经百战的医务人员，同样有心理崩溃的时刻。就像身体受寒会感冒一样，心理也会。新冠疫情就是一场大降温，让人们无法控制地出现焦虑、抑郁、无助、怀疑等情绪，生活质量大幅度下降。本文介绍了焦虑状态与焦虑障碍的区别，归纳总结了缓解焦虑的方法。

生 活 小 剧 场

　　新冠疫情带来的不适，远不止能看到的这些。交通阻塞、停工停学、居家隔离，令很多人出现了不同程度的焦虑、抑郁、无助、自责、侥幸、怀疑等情绪，甚至有人无法抑制，难以自控。我们在采访中发现，哪怕是身经百战的医务人员，当自己被隔离观察时，同样会出现情绪失控崩溃大哭的情况。疫情之下的你，还好吗？

你可能还不知道，就像身体受寒会感冒一样，心理也会"感冒"。新冠疫情就是一场大降温，让人们无法控制地出现焦虑、抑郁、无助、怀疑等情绪，生活质量大幅度下降。这些"心理感冒"的存在，不以我们的意志为转移。以焦虑来说，受疫情影响之前，全世界每 14 人就有 1 个焦虑症患者，你不经意间的一个转身，与你擦肩而过的就可能是一名焦虑症患者。新冠疫情雪上加霜的情况下，我们又该如何应对呢？今天，就让翟医生教给大家如何在疫情之下，"hold"住焦虑！

知己知彼，方能心安。想搞定焦虑，我们首先要明白什么是焦虑，什么是焦虑障碍。

焦虑是我们在紧张情况下都会有的一种状态。它包括恐慌、运动性紧张、自主神经活动亢进。好比疫情初来时担心感染，疫苗研制出又为接种是否安全而犹豫不决，这些都属于恐慌。运动性紧张是指坐立不安、忍不住找人说话，急躁发火等。而自主神经活动亢进会表现出口干舌燥、出汗、心跳加快或呼吸急促。其实，焦虑是生存遭遇挑战时的一种本能反应，而适度的焦虑能起到一定的保护作用。未知病毒造成的焦虑在一定程度上促使我们勤洗手、戴口罩、保持安全距离。

而焦虑障碍就不一样了，这里以最常见的广泛性焦虑障碍为例，首先它的担心是没有明确对象，其次这些症状至少在数周或数月的大多数时间存在，并且影响正常生活，让人难以忍受又无法解脱，感到痛苦。当然此处还要排除其他疾病或药物造成的影响，这样才是焦虑障碍。

情绪看不见、摸不着，每个人的承受能力也各不相同，很难评判比较。为了帮助大家判断焦虑程度，这里准备了一个自我检测的小方法（见表 57 - 1），依据您近 2 周的感受回答表中的 7 个问题，从没有为 0 分，有几天为 1 分，一半天数以上为 2 分，几乎每天都有为 3 分,总分为 7 个问题得分之和。

表 57 - 1　焦虑自评表

在过去 2 周内	从没有	有几天	一半天数以上	几乎每天
1. 感到不安、担心及烦躁	0	1	2	3
2. 不能停止或无法控制担心	0	1	2	3
3. 对各种各样的事情担忧过多	0	1	2	3
4. 很紧张,很难放松下来	0	1	2	3
5. 非常焦躁,以至无法静坐	0	1	2	3
6. 变得容易烦恼或易被激怒	0	1	2	3
7. 感到好像有什么可怕的事会发生	0	1	2	3
总分:				

依据总分:0～4 分为没有焦虑;5～9 分为轻度焦虑;10～14 分为中度焦虑;15～21 分为重度焦虑(建议在心理医生指导下进行)。强调一下,这里评分得出的焦虑,它仅代表焦虑状态,不能诊断焦虑障碍。如您最近存在焦虑,先别着急,这里给大家带来几个缓解的小方法。

方法 1:腹式呼吸法。一吸一呼之间平复心情。所谓一吸是指慢慢地深吸一口气,同时鼓起肚子;一呼指用鼻子缓缓的呼出去,同时收起肚子。吸气时间控制在 3～5 秒,呼气时间一样,可据自身情况调节。此方法简单实用,晚上失眠,躺在床上,做上几个循环,很快就睡着了。

方法 2:有氧运动,"只要你跑起来,焦虑就追不上你"。有研究表明:有氧运动开始 5 分钟后就可以产生抗焦虑的效应,尽管这种快乐效应比较短暂,但至少也可以维持数小时。其他一些像冥想、瑜伽、肌肉紧张放松的交替训练也有缓解效果。

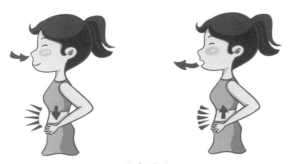

腹式呼吸

　　方法 3：记录"焦虑日记"，适用于反复出现的焦虑。当焦虑发作，坐下几分钟，写下自己焦虑的时间、地点、程度、当下的想法。此后，详细记录发作时的身体、思想或情绪方面的反应，以完善你的焦虑日记，思考下次碰到该如何应对，还可以和朋友一起探讨，

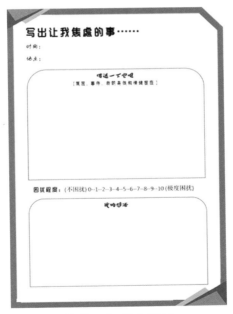

焦虑日记简易模板

听听别人对此事的看法和应对方式。相信坚持一段时间，你的焦虑就会有所改善。此处也为大家附上一页焦虑日记的简易模板，具体请在心理医生指导下进行。

当然，以上方法都只适用于缓解焦虑，而如果你的焦虑持续不缓解，或已经阻碍到你正常生活，别觉得不好意思，你需要心理医生的帮助！全国心理援助服务已上线，关注小程序"国务院客户端"，搜索"心理援助热线查询"即可。同时建议您到正规三甲医院心理科或精神医学科就诊，遵医嘱口服一些药物的确可以帮助到您！

没有一个冬天不可逾越，没有一个春天不会来临。愿疫情早日结束，愿我们能早日摘下口罩，去想去的地方，见想见的人！也祝愿大家疫情之下，"hold"住焦虑，三餐四季，温暖有趣！

58 肚肚里的"贪吃蛇"
——误食磁珠怎么办？

作　　者：徐　琛　住院医师

指导老师：陈　功　主任医师

单　　位：复旦大学附属儿科医院

关键词　磁珠伤害，肠穿孔，父母陪伴

📖 精彩导读

近些年误食磁珠的新闻层出不穷，由于其磁力特性，可将腹腔内肠管吸附闭合，引发肠穿孔概率高达75%。磁珠到底是什么？儿童为什么会吃磁珠？吃了磁珠之后身体又会发生什么变化？家长应该如何早期识别？本文通过以上几个问题阐述了误食磁珠的危害，并建议家长为减少儿童意外伤害，购买适龄玩具，陪伴孩子一起玩耍。

生活小剧场

近些年来误食磁珠（巴克球）引发的新闻层出不穷，不久之前复旦大学附属儿科医院就接诊过这样的一位小朋友。一个妈妈刷抖音，看见磁珠科普视频，随口问了一句儿子吃没吃，结果儿子老老实实告诉她他吃过，还吃了很多。吓得妈妈赶紧奔赴医院，这不查不知道，一查吓一跳，肚子里密密麻麻的磁珠，医生最后通过手术共拿出17颗磁珠。

这种令人心痛的故事在医院并不少见，我们就一起来聊一聊这肚子的"贪吃蛇"，不小心误食了磁珠该怎么办？

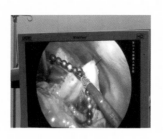

腹腔镜探查结果

1 误食磁珠吐出来就好了？

家长总是抱侥幸心理，觉得误食磁珠可以让小朋友自己吐出来，或者自己可以拉出来，可实际情况却并不是这么简单。据复旦大学附属儿科医院不完全统计，每年因消化道异物就诊的孩子非常多，而需要手术治疗的孩子可以占到就诊人数的一半。近些年磁珠成为手术取出的主要异物（60%），且比例逐年增加，更可怕的是术中探查发现肠穿孔的比例竟高达 75%，也就是说几乎每 4 个误食磁珠的人就有 3 个人肠道穿孔，造成严重后果。

2 磁珠是什么？

磁珠学名"巴克球"，是一种成人减压类的玩具。通过金属球磁性作用，可以组合出众多的造型。

但很多商家们却打着"益智玩具"的旗号贩卖给家长。正规厂商会标注 14 岁以下儿童禁止使用，很多商家只提供物品，没有任何警示。同时由于磁珠没有特殊味道，即使误食也不会立即出现症状,这就导致了部分悲剧的发生。

3 吃了磁珠后身体会有什么变化?

如果仅吞食 1 颗,这颗珠子会顺着消化道自由游走。如果一次性服用多颗,它们可以在消化道内聚集成团,引发肠梗阻。

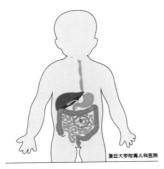

误食磁珠示意图

最怕的是分次摄入多颗,当位于不同的肠道位置的磁珠在游走时或者通过肠蠕动多颗相遇,他们就会紧紧吸在一起夹住肠壁。以直径 5 毫米的磁珠为例,正品巴克球表面磁力很强,相距 5 厘米就会自主吸附到一起,并且距离越短,磁力呈指数级上升,最后两颗磁球吸在一起的时候,他们之间的力量可以说相当于我们晾衣服夹子的夹力。在这种力量的作用下,小朋友娇嫩的肠壁就会缺血坏死形成肠壁穿孔。

同时在消化液的作用下磁珠表面被腐蚀,有毒物质渗出,入血吸收。更有甚者肠内容物通过肠穿孔处外流,引起严重腹膜炎,不及时救治有死亡风险。

为了让大家有更直观的认识,我找来几张腹部 X 线片。由于磁性,磁珠在腹内成线、成环、成团分布,越复杂的结构手术风险也会越大。

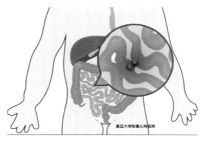

磁珠夹住肠壁,继发坏死穿孔

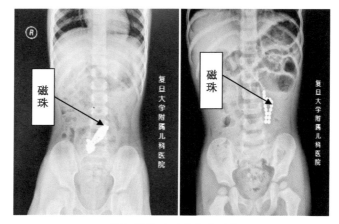

腹部 X 线下磁珠狰狞面容

4 早期如何识别误食磁珠?

最重要且最简单的方法就是问!就像我们刚开始提到的那位妈妈一样,简单一句"吃了吗?吃过吗?"就可以问出很多信息。但大多数孩子就诊都是因为有症状的。首先是肠梗阻的典型表现"痛吐胀闭"——腹痛、恶心呕吐、腹胀、停止排气排便,这些症状有时不是一起出现,但只要其中一个症状出现并加重,家长都应该提高警惕。其次就是小朋友不明原因的发热、哭闹,精神反应差。总而言之,当你怀疑家中小孩有误食,及时就诊才是最正确的选择。

⑤ 误食了磁珠一定要手术吗？

不一定！如果只吃了一颗，大部分人可以自己排出，但这个过程需要在医院观察。如果吃进去的磁珠过大过重，一次性吃很多颗，大概率会肠梗阻，需要手术。对于分次摄入多颗，是一定要手术的，医生会根据肠道损毁情况决定最终的手术方式。

四处肠壁穿孔 **肠腔**

①
②
④

复旦大学附属儿科医院

分次误食极易造成
肠壁穿孔

如果高度怀疑误食，家长千万不要对孩子生气发怒，而是应该在短时间内弄清以下几件事：①吃了什么？②什么时候吃的？③吃了多少？④分几次吃的？并尽快送去专业的医院。这些信息对于接诊医生至关重要。

写在最后的话：对于孩子来说，吃磁珠也许是在用嘴巴探索世界，也许是把它当成糖果，也许是单纯因为好奇，又或者是二胎家庭兄弟姐妹之间错误的游戏互动，但无论原因是什么，没有大人的制止和警示，悲剧就会酿成。近些年来由于媒体、医生及国家相关机构的高度重视，磁珠产品已经做了不少改进，如增加苦味剂、标明警示等。但即使这样，此类玩具造成儿童伤害的事件还是非常多。为了孩子的安全，我们在此呼吁各位家长，购买适龄、安全的玩具，并陪伴孩子一起嬉戏，让陪伴为爱护航。

59 战"疫"

作　　者：崔恒庆　住院医师
指导老师：周　翊　主任医师
单　　位：海军军医大学第二附属医院（长征医院）

关键词 新冠病毒，疫情

 精彩导读

　　突如其来的新冠肺炎疫情打破了人类的平静生活。极其渺小的新冠病毒通过伪装侵入人体，破坏并杀死细胞，最终导致肺炎的发生，甚至夺取人类的生命。回顾这场战争，我们坚持了传染病防治的基本原则：控制传染源，切断传播途径，保护易感人群；坚持疫情防控"三大件"：出门佩戴口罩、保持社交距离、勤洗手做好手卫生，还要"五坚持"，疫情防控得以取得了巨大的胜利。当前国产新冠疫苗已经获批上市，安全性和有效性得到了多次验证，并且对于目前已知的变异毒株也已证实仍具预防作用，大家可以放心接种。

生活小剧场

　　2019 年底，一场突如其来的新冠疫情将即将欢度春节的我们打得措手不及。回顾人类历史，我们似乎并不是病毒的对手，3 000 年前天花病毒造成至少 1 亿人死亡，1918 年大流感造成约 5 000 万人死亡,艾滋病毒发现于 1981 年,截至目前,已造成超过 3 200 万人死亡。

1 病毒如何感染人体的呢?

从起源上讲,新冠病毒究竟从何而来目前尚无定论。人体有着坚固的免疫防疫系统,如此小的颗粒是如何打破免疫防线,最终感染人体的呢? 通俗地讲,为了轻而易举地穿过人体的免疫防线,病毒就像是坏人穿上了好人的衣服以此来乔装打扮、蒙混过关。而看守细胞大门的大爷恰好以貌取人,仅凭外表便让病毒大摇大摆地进入了细胞。不止于此,狡猾的病毒为了更容易混入细胞,还会通过自己的突变来给自己添几身华丽的衣服,使得自己进入细胞更加是无人敢挡。比如近期某些地区流行的变异毒株是因为病毒自身突变"换了身衣裳",使其传染性增强了 70%。

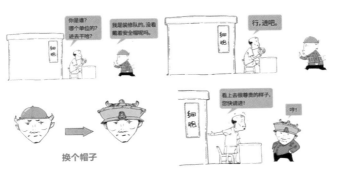

新冠病毒乔庄改扮蒙混过关(图片来自"混子日")

乔装改变的病毒到达细胞表面,穿过大门,长驱直入便混入了细胞内部,此刻它才脱去伪装,露出了真面目,开始不断地壮大自己,复制自身的遗传物质,利用细胞工厂合成产生病毒所需的蛋白,而这一切最终目的是杀死细胞。

新冠病毒主要通过呼吸道传播,口咽部温暖湿润的环境是病毒滋生的理想场所。发展壮大的病毒颗粒通过呼吸,经过气管、支气管最终到达肺泡,感染肺部。而一旦被病毒感染,除了自身免疫系统的保护,我们还有着更为直接的排出病毒的方法,那就是咳嗽以及打喷嚏。虽然咳出了病毒,但可怕的是它加速了病毒的传播。

当我们打出一个喷嚏时,飞沫最远可以飞到 8 米以外,而每次咳嗽可以咳出 1 000～2 000 个飞沫。即使是正常的说话交流,每秒也会产生大约 500 个飞沫,这些飞沫可以通过空气进入另一个人的口咽部,引发下一轮感染。

2 我们应当如何做好自身防护呢?

既然病毒如此狡猾,我们如何做好防护呢?其实想要阻断新冠病毒的传播也很简单,我们需要谨记疫情防护三大件:出门记得戴口罩、保持距离、勤洗手。

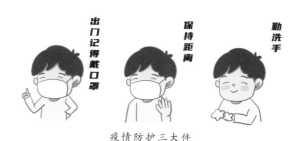

疫情防护三大件

戴口罩是阻断空气中病毒传播的最简单有效的方法。国际权威期刊《柳叶刀》也发文表示口罩将极大降低新冠感染的风险。那我们在哪些环境中需要佩戴口罩呢?一般而言,当我们处于一些密闭空间如地铁、公交、电梯等地方时,都应严格佩戴口罩,但在剧烈运动时应摘除口罩。除了口罩,对于低风险人群,保持 1 米以上的社交距离,可减少飞沫传染,有效降低新冠的感染风险。另外,勤洗手始终是良好的生活习惯。正确的洗手应当包括如下 7 步：正面手相对，反面手指搓，十指手交叉，屈曲洗关节，双侧大拇指，掌心指间搓，最后别忘了双侧手腕洗一洗。只有通过 7 步洗手法才能够全面而有效地清洁手部。

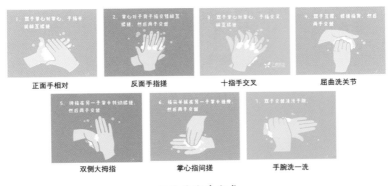

正面手相对　　　　反面手指搓　　　　十指手交叉　　　　屈曲洗关节

双侧大拇指　　　　掌心指间搓　　　　手腕洗一洗

正确的洗手方式

③ 疫苗何时才能接种？

除了自身防护，自疫情起始人们便寄希望于疫苗。我国疫苗研发一直处于全球第一方阵。目前，首款新冠灭活疫苗已获批上市，国家也将为全民提供免费的接种。可能你还是会担心，不到一年开发出来的疫苗真的安全吗？我该接种吗？其实与其他疫苗一样，新冠疫苗在上市前都经过动物实验，人体预测试实验，人群Ⅰ、Ⅱ、Ⅲ期临床试验，疫苗的安全性、有效性得到了多次的验证，而且国产新冠疫苗也已获得国际认可，大家可以放心接种，对于一线的高风险人群更应主动接种。

而当前病毒又发生了变异，疫苗还会有效吗？科学家对目前已知的各种病毒变异株毒株都进行测试，结果显示新冠灭活疫苗均能完全中和，特异性抗体识别能力未受影响，所以疫苗对目前已知的突变病毒仍然有效。

唯爱健康「医」讲就懂

60 漫话脑卒中

作　　者：李思辰　住院医师

指导老师：朱　巍　主任医师

单　　位：复旦大学附属华山医院

关键词　缺血性脑卒中,出血性脑卒中,FAST,"三高"

 精彩导读

> 脑卒中是致死、致残率非常高的疾病,近年来发病率逐渐上升,且其发病呈年轻化的趋势。面对这样一种凶险的疾病,我们如何早期识别、及时应对并进行预防呢?本文从发病机制、临床表现、早期识别、早期预防等几个方面对脑卒中这一疾病进行科普,力求把脑卒中这一"猛虎"关进"牢笼"。

生 活 小 剧 场

　　小刘是一位30岁出头的白领,加班多、生活不规律,年纪轻轻就得了高血压、高血脂以及糖尿病。最近小刘经常头晕、头痛,有一次甚至出现了两眼发黑,站立不稳的情况。小刘总觉得这些情况可能是因为自己太累了,休息一下就好了。哪知道在单位体检时,医生严肃地告诉小刘,这些情况可能是"脑卒中"的症状,一定要及时去医院就诊,否则可能会造成非常严重的后果。这可把小刘吓坏了:我这么年轻,怎么会得"脑卒中"?是不是医生吓唬我?

1 什么是脑卒中？

脑卒中(cù zhòng)，换一个名字大家就熟悉，就是老百姓说的"中风""脑梗"。那么什么是脑卒中呢？通俗地说，就是脑血管出了问题(阻塞)，氧气等营养物质无法及时供应，或者血液从血管中溢出(出血)压迫脑组织，最终导致脑细胞受损，甚至死亡。

脑卒中有几个特点：①突然起病，几分钟内突然出现一系列症状，病情迅速进展；②表现多样，如突然不能说话、肢体无力、面瘫等；③病死率和伤残率非常高。

病死率和伤残率有多高呢？我们看一组数据，目前全世界每年发生脑卒中的人数约是 1500 万人，其中 1/3 的人因为没有及时救治死亡，1/3 存在严重的后遗症。我国每年约 200 万人死于脑卒中以及并发症。而且，最可怕的是，近年来越来越多的研究发现，脑卒中不再是"老年病"，其发病逐渐年轻化，45 岁以下患者越来越多。

2 脑卒中有哪些类型？

一种是缺血型，最常见的原因就是动脉粥样硬化和栓子形成将血管堵塞；另一种是脑出血型，也就是血管爆裂，一般是由外伤、动脉瘤或者高血压等引起的。

不同区域发生卒中表现也不同。比如控制面部肌肉的区域发生卒中，会出现面瘫；控制肢体活动的区域出现卒中，会表现为肢体无力；如果大脑控制语言功能区域出现问题，就会出现言语不清的情况。

所以面对如此纷繁复杂的情况，我们普通人很难判断究竟哪些情况是卒中，怎么早期迅速识别呢？目前国际上通用的简便有效的"FAST"原则：F 代表 face，就是脸，发现面部僵硬、面瘫的情况，就要十分警惕了。A，代表 arm，就是胳膊，胳膊能不能抬起来，是不是突然出现无力，或者有的人突然腿没有力气，一下子跌倒了。S 是 speech，代表言语，是不是突然不会说话了，自己的名字也说不清楚了，说话不连贯，很含糊。一旦出现以上一个或者几个情况，就要马上送医，争分夺秒，也就是最后一个字母 T，代表 time，时间，及时拨打急救电话 120。

FAST 毕竟是外国人总结的，总结成中文的口诀，就是"脸偏斜，举无力，语不清，120"。

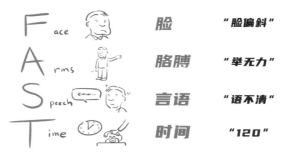

早期识别脑卒中的"FAST"原则及其中文版口诀

还有一种情况，也十分危险，但是很容易被忽视，叫做"短暂性脑缺血卒中"。顾名思义，它的表现和脑卒中很相近，最大的区别就是"短暂性"，突然一下患者觉得头晕、眼睛看不清、说话不清楚、肢体无力等等，然后一会儿又恢复正常，一般是 5～10 分钟，最长不超过 24 个小时。也就是"楔子"中小刘出现的情况。出现这种情况很多人不在意，觉得可能最近太累了，休息一下就好了。需要注意的是，一旦发生短暂性脑缺血卒中，再发脑卒中的概率非常大。所以一旦出现这种情况，同样要及时到神经科就诊，进行相应的检查和评估，否则可能造成十分严重的后果。

③ 脑卒中能不能预防呢？

科学研究表明，健康的生活方式可以降低卒中的发病率。主要包括两方面内容,第一,控制原发病;第二,改善生活方式。

控制原发病,主要内容是控制"三高",也就是高血压、糖尿病和高血脂。

（1）控制血压,最重要的就是限制盐分的摄入。根据 WHO 的标准,每日摄入盐分不超过 5 g,相当于装满一个啤酒瓶盖子的量。

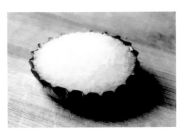

每日摄入盐分不超过 5 g,相当于一个啤酒瓶盖子装满盐的量

当然,更精确的方法是准备一个量勺,每天限量摄入。要注意,这个盐不止包括吃的单纯的盐,也包括其他调味料,比如酱油、蚝油等,所以日常生活中一定要注意控制盐分的摄入。其次,对于高血压患者,一定要定时定量吃药,切忌随意停药,并要定期测血压。

（2）控制血糖,主要是限制糖分的摄入。对于糖尿病患者,不仅仅是不吃糖,还要控制主食,尤其是米饭、馒头等,这些主食含糖量非常高。另外要注意,有些水果的含糖量是非常惊人的,比如香蕉等,所以一旦出现血糖高的情况,要及时到医院就诊,进行药物控制,同时调整饮食。

（3）控制血脂,主要是控制油脂的摄入,以及口服降脂药。

除了控制原发病,在生活方式上也要进行改善。合理饮食外,在心肺功能允许的情况下适量运动,戒烟戒酒,规律作息,注意保暖等。

总之,要把脑卒中这只猛虎关进"笼子"里,必须高度重视和警惕对脑卒中的早期识别和预防。

WEALOVE
唯爱天使基金

61 乘风破浪，无惧痛风

2020 年
一等奖

作　　者：武杜杜　住院医师
指导老师：王　燕　主任医师
单　　位：上海交通大学附属第六人民医院

症 状　关节疼痛，肿胀，活动受限，皮温升高等

疾 病　痛风

　精彩导读

　　痛风是一种单钠尿酸盐沉积所致的晶体相关性关节病，与嘌呤代谢紊乱及（或）尿酸排泄减少所致的高尿酸血症直接相关。现如今，痛风已经是我国仅次于糖尿病的第二大代谢类疾病，也成为继高血压、高血脂、高血糖之后的"第四高"。痛风发作时剧烈的疼痛折磨着每一个患者，长期反复发作，还会对肾脏、心血管等方面带来损害。本文将为大家介绍痛风是什么，哪些人容易得，痛风饮食如何吃得开心、吃得健康等。

生活小剧场

　　说到痛风，这个名字大家肯定都不陌生。据不完全统计，截至 2020 年底我国的痛风患者人数已经超过了一亿，并且每年以 9.7% 的速率增长，在沿海发达地区尤为显著。痛风已经成为我国仅次于糖尿病的第二大代谢性疾病，也成为继高血压、高血脂、高血糖之后的"第四高"。

1 痛风究竟是股什么"风"呢？

痛风是嘌呤代谢紊乱、产生过多的尿酸不能排泄出去，形成单钠尿酸盐晶体沉积在外周关节和周围组织，造成相关性关节病。通常，高尿酸血症发生时男性血尿酸指标大于 $420\,\mu mol/L$，女性大于 $360\,\mu mol/L$。

2 痛风发作时有哪些症状呢？

急性发作时受累的关节常常会剧烈疼痛，而且它不仅仅会痛，皮肤还会发红、肿胀，皮温也会升高，如果长期反复发作，会导致关节畸形、活动受限，甚至功能丧失。痛风常常夜深人静的时候发作，第一跖趾关节往往是最常见的受累部位。

3 哪些人最容易得痛风呢？

通常男性比女性更容易得，中老年人比年轻人更容易得。这样一说，很多年轻人就会觉得那自己年纪轻轻，风华正茂，痛风肯定跟自己没有关系了。然而，随着现代饮食的丰盛，生活节奏加快和工作强度增加，痛风越来越年轻化，已有报道的最小痛风患者仅为 13 岁。经常吃海鲜的人、爱吃肉的人、经常喝酒的人、肥胖的人、有痛风家族史的人等都是痛风高危人群。但如果学会了如何应对它，即使有家族史也可以不必惊慌。

4 哪些因素可以诱发痛风呢？

简单地说，对于痛风患者来说，只要体内尿酸值发生波动，就会唤醒沉睡的痛风。要注意是"波动"，而不是增高，也就是说尿酸值突然降低也会诱发痛风。比如大发脾气、创伤、手术、受凉等都会导致痛风发作。如果饮食上没有控制住，海鲜啤酒、火锅大鱼大肉……可能当晚就会发作。

5 日常生活中怎么做才能减少痛风发作呢？

　　我们需要在生活中严格控制饮食，做到低糖、低脂，严格限酒，限制嘌呤的摄入，还需要多喝水促进尿酸的排出。可以随身准备一些苏打食物，比如苏打水、苏打饼干之类的，它们属于碱性食物，适量吃可以中和一点尿酸，促进尿酸排泄。适度运动减少体内脂肪堆积，改善身体的代谢功能，也有利于尿酸的排泄。运动一定是适度适量，选择健走、慢跑等中等强度方式，剧烈运动反而会导致尿酸升高。运动之后还要记得及时补充水分。同时，还要避免物理刺激、过寒过热、精神紧张。

6 痛风患者究竟该怎么吃，才能吃得安心、吃得开心呢？

　　通常，我们将日常吃的食物分为高嘌呤、中嘌呤、低嘌呤3种，痛风发作时高嘌呤食物是严禁食用的，比如动物内脏、海鲜、火锅等一概不能吃；中嘌呤食物也要格外限制，比如鸡、鸭、鱼、肉尽量少吃；低嘌呤饮食才是根本，可以放心地正常食用。

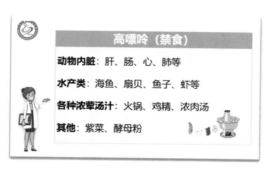

痛风患者禁食的食物

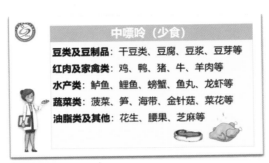

痛风患者少吃的食物

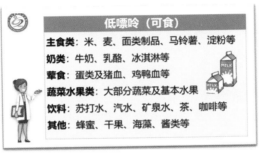

痛风患者可以吃的食物

希望通过以上分享,大家今后都能做到乘"风"破浪,无惧痛风!

62 如何让我满头乌发？

作　　者：张思敏　住院医师

指导老师：陈海燕　副主任医师

单　　位：复旦大学附属中山医院

症　状　脱发，秃顶，发际线上移

疾　病　脱发，雄激素性脱发，化疗性脱发

精彩导读

有数据显示，我国每6个人中就有1个存在脱发问题。脱发已经成为一种不可被忽视的社会现象。然而"年龄大了就会脱发""频繁洗头容易脱发""留长发容易脱发"，这些真的和脱发有必然联系吗？本文送给读者们"防脱三部曲"——如何自检脱发问题？如何认识脱发问题？如何应对脱发问题？祝愿人人都拥有一头健康亮丽的秀发。

生活小剧场

小王今年32岁，喜欢熬夜，凌晨一两点钟睡觉是常态。这一天早上起床，小王猛然抬头看到镜中的自己，发际线竟不知从何时开始发生了明显的上移，头顶的头发也变得稀薄，"地中海"若隐若现，看起来活脱脱一个中年大叔的形象。小王心想：难道这就是传说中的脱发？这一切是如何发生的？我该怎么办才好呢？

谈及脱发,我们的脑海中可能会浮现患者在接受化疗期间大把大把地掉头发。现实世界中确有此事,这种脱发称作"化疗性脱发",往往给患者及家属的身心带来巨大的烦扰,尤其是爱美的女性。不幸中的万幸是,化疗性脱发是可逆的,化疗药在抑制体内增殖活跃的"坏细胞"(肿瘤细胞)的同时,"敌我不分"地连同增殖活跃的"好细胞"(头皮生发层细胞)一并抑制,造成短暂的脱发;当停药3～6个月后,"好细胞"重获新生,脱发问题"不治而愈"。然而日常生活中更多见的是像我们的主人公小王一样的情况,相信你一定听过这个名字——脂溢性脱发,也就是雄激素性脱发,简称雄脱。90%～95%的脱发都是雄激素性脱发,多么高的比例! 遇到脱发莫慌张,我们先一起帮小王看看,是否真的遇到了脱发问题?

1 如何自检脱发呢?

头发常常被称作"三千烦恼丝",我们的头发数量果真是3 000根吗? 非也。实际上一个健康的成年人大约有10万根头发。听到这个数字,也许你会惊叹我们居然有这么多头发! 那么我们每天会掉多少根头发? 日常生活中,我们很多人都会陷入这样的误区:年龄大了就会脱发,频繁洗头容易脱发,留长发容易脱发,事实上这些都和脱发没有必然联系。掉头发其实是一种正常的生理现象,我们的毛囊在经历着由生长期到退行期,再到休止期的更替,退行期和休止期掉头发就像秋冬树叶掉落一样,头发才能维持总数的平衡。一个健康的成年人每天掉发100根以内是十分正常的。

小王在医生的指导下,收集好自己每天掉落的头发,经过计数,发现每天掉发居然超过了100根! 并且这种情况持续2周以上。由于小王已经达到"100根×2周"的脱发程度,我们可以初步判断小王的确正在面临脱发问题。值得注意的是,掉落的头发中带有发根的才算脱发,也就是一端可以摸到或者看到一个白色小

留长发容易脱发？

频繁洗头容易脱发？

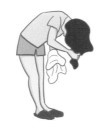

年纪大一定会脱发？

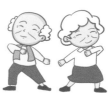

对脱发认识的常见误区

凸起。

拉发试验也是一种初步检查脱发的手段。用我们的拇指、示指（食指）、中指从发根轻轻捏起一缕 40～60 根的头发，顺着头发的方向轻轻拉动，观察脱发的数量。如果小于 3 根，那么你暂时不存在脱发问题；如果 3～5 根，甚至 6 根以上，则提示你正在面临脱发问题。如果像小王一样，发现自己头发变稀疏（尤其是头顶）与发际线上移，说明头发已经向你发出"秃头警告"，一定要及时前往医院皮肤科或整形科就诊，因为未经规范诊治的雄激素性脱发是难以自行痊愈的。

② 脱发的主要原因是什么？

雄激素性脱发是如何发生的呢？男性体内可以分泌大量睾酮（人体主要的雄激素），女性体内也可以分泌少量睾酮。从图中可以看到，正常情况下，睾酮刺激皮肤中毛囊旁边附属的皮脂腺分泌皮脂，滋润头皮，皮脂中的脂肪酸也有杀灭细菌、抵御霉菌和病毒的作用。所以，适量的睾酮以及皮脂对我们来说是有益的！然而，在一定条件下，睾酮会变成"头发收割机"——双氢睾酮，这个"收割机"会让我们原本健康的毛囊变小、头发变得细软、生长期缩短，最终导致头发异常脱落。

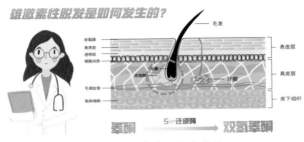

雄激素性脱发是如何发生的？

正如我们前面所说的，男性体内的睾酮水平明显高于女性，这正是雄激素性脱发往往发生在男性中的原因，并且男性雄激素性脱发患者中具有家族史的比例高达 53%～63%。虽说雄激素性脱发的主要原因是来自父亲遗传，但雄激素性脱发的诱因跟生活习惯也息息相关，受内分泌、免疫、精神等因素影响。工作压力大、营养不均衡作息紊乱，这些都是不可忽视的诱因。由此可见，健康的生活习惯和心理状态与遗传因素同样重要，影响着脱发这件"头顶大事"！

3 如何应对小王的脱发呢？

遇到雄激素性脱发，应该如何应对呢？我们可以通过内服药物进行全身调理，或者局部外用药物进行涂抹。内服药物可以阻止睾酮转变成"头发收割机"——双氢睾酮。其有效率可达到大约80%。外用药物可以扩张局部的小动脉，让我们的头发获得更多血液的滋养，延长头发的生长期。除此之外，毛发移植也是一种有效的应对手段。

毛发移植指的是自体毛发移植，通过提取患者后枕部健康的毛囊,经过培养后移植到"稀疏荒芜"的区域。为什么选择后枕部的毛囊呢?因为这个区域的毛囊对雄激素不敏感,移植后一般不易脱落。

小王决定正视自己的脱发问题,减少高热量饮食,戒掉对碳酸饮料的依赖,增加更多的休息时间,学习释放压力,并且抽出时间尽快前往医院积极治疗。

WE ALOVE
唯爱天使基金

63 合情"核"理
——磁共振的自白

2020 年
一等奖

作　　者：周　荻　住院医师
指导老师：初曙光　主任医师
单　　位：同济大学附属东方医院

关键词 磁共振

精彩导读

　　本篇通过介绍磁共振的原理、优点及注意事项,使大众进一步了解磁共振检查,更好地应用磁共振检查来辅助疾病的诊断及治疗。磁共振检查是影像学检查方法的一种,能显示人体不同组织间对比差异,目前在临床上应用越来越广泛,辅助医生发现病灶、评估病情。很多人对于磁共振这个检查名称已经耳熟能详,但每当检查前,心中仍有许多问号:磁共振检查有辐射吗?它的优势和特点是什么?有哪些注意事项呢?阅读本文,便可以找到答案。

生活小剧场

　　我的外婆,因为左侧踝关节疼痛、肿胀,在当地医院就诊,进行了 X 线检查,初步阅片后没有发现骨折。为进一步了解踝关节的肌肉、韧带等软组织情况,我建议外婆做磁共振检查。而我的家人们对于磁共振检查的安全性和实用性提出了一些疑问与担忧。今天,就由放射科医生给磁共振做个自我介绍。

1 放射科的"三驾马车"

在放射科有"三驾马车",第一驾马车为平片,也就是大家常说的 X 线片。它利用 X 线透过人体不同组织被吸收的程度不同而成像,每拍摄 1 次只能获得 1 张图。第二架马车是 CT,中文全称叫计算机断层扫描,也是利用 X 射线,这是对人体进行断层扫描,类似于对一个面包切片,通过每张切片来更详细地观察结构的正常与否。第三驾马车就是本文的主角——磁共振,英文简称为 MRI。磁共振获得的图像更清晰、精细,对软组织的分辨率大大提高,从而进一步提高了临床医生的诊断效率。

2 磁共振检查有辐射吗?

大家关心的首先是辐射问题,平片和 CT 检查是应用 X 射线进行成像,所以是存在辐射的。而磁共振的成像方式与这两者不同。谈到原理,不得不说磁共振洋气的曾用名——核磁共振,这里的"核"指氢原子核。人体 70% 由水组成,科学家利用人体自身水中的氢原子核进行成像。为了消除百姓的恐惧感,1983 年美国放射学会建议去"核"更名,因此我们如今常称之为"磁共振"。

磁共振是个"大胖子",主磁体就是它的大肚腩,为整个检查室提供磁场。患者躺在检查床上进入"大肚腩"完成检查。我们体内的氢原子核本朝着不同的方向进行自旋运动,人体进入磁场后,氢原子核会按照磁场的方向重新排列,并产生共振现象。将氢原子核的活动通过计算机可视化的手段,呈现在图像上,便获得了磁共振影像。因此,磁共振检查是无辐射的。

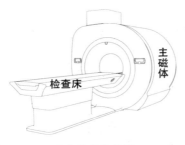

主磁体

检查床

磁共振的结构图

③ 磁共振检查的优势

　　如果用一个词形容磁共振,大家心中会想到什么? 可能有朋友想到"先进",有朋友想到"贵"。为什么磁共振会给大家留下这样的印象呢,这主要是因为它的成像优势。我将其优势总结为"一高两多",即软组织分辨率高,多方位、多序列成像。

　　磁共振具有非常好的软组织分辨力,对比分辨率高,可以清楚地分辨肌肉、筋膜、脂肪等软组织,所以磁共振检查特别适用于颅脑、脊髓、心脏及肝脏、肾脏、卵巢、前列腺等实质脏器的检查。

　　多方位成像指的是不同方位任意切层的能力,检查过程中无需患者调整体位。不同方位的图像,可以协助医生更好地观察结构和病变。

　　磁共振的序列类似于我们拍照时的不同模式,比方人像模式、夜景模式等,不同模式突出的内容有所差别。磁共振的不同序列突出不同的组织,从而可以进一步分析病灶的成分与性质。例如头颅磁共振的弥散加权成像序列能够敏感捕捉超急性脑梗死。心脏磁共振电影成像能够拍摄心脏收缩和舒张的过程,更好地评价心功能和心肌的运动状态。

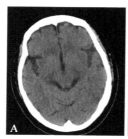

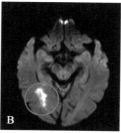

脑梗死患者的头颅 CT 及 MRI 图像

（A 图为头颅 CT 平扫图像；B 图为头颅 MRI 平扫的弥散加权成像序列，红圈部分为 MRI 显示的脑梗死区域，但 CT 没有显示。）

4 磁共振检查的注意事项

磁共振有许多优点，但并不是所有人都适用。以下人群不适宜进行磁共振检查：①体内有铁磁类物质者。磁共振检查室是一个有磁场的环境，所以体内含有铁磁性物质者不能做磁共振检查，例如动脉瘤金属夹等。若体内含有植入物，如心脏起搏器，应提前告知医生及技术员。另外，随身携带的铁磁性物品，例如手机、手表、硬币、钥匙等，进入检查室前也需要提前去除。特别注意，轮椅、推床、氧气瓶千万不能进入检查室，磁共振仪即使处于待机状态下，仍具磁性，金属制品会被迅速被吸附到仪器上，无法取下，造成极其严重的后果。②生命体征不平稳的危重患者。由于磁共振检查时间较长，危重患者无法耐受，并且危重患者常伴有昏迷、意识不清或躁动，无法顺利完成检查。③幽闭恐惧症患者。磁共振检查时，患者需要在隐蔽狭小的扫描空间内进行检查，并且时间较长，可能会给幽闭恐惧症患者带来心理刺激。④怀孕 3 个月以内的早期妊娠妇女。妊娠 3 个月之内，是胎儿最容易出现畸形发育的阶段，易受外界影响，因此应避免进行磁共振检查，以免影响胎儿发育，导致胎儿畸形。检查时务必听从医生安排。

另外，由于肺内充满了大量的气体，缺少成像所需的氢原子核，所以对于肺部的检查，CT 是优于磁共振的。因此，在新冠肺炎疫情中，我们都是应用胸部 CT 进行筛查和诊断。

　　最后，通过磁共振的"自我介绍"，相信大家对它有了一个初步的认识。医生也会根据患者病情选择最适合的影像学检查。我们期待磁共振在医学舞台上更多发光发热，协助临床医生诊断和攻克更多的疾病。

唯爱健康「医」讲就懂

64 昨晚你也在"数绵羊"吗?

2020 年
二等奖

作　　者：张华廷　住院医师

指导老师：李文涛　主任医师

单　　位：上海中医药大学附属市中医医院

症　状 ｜ 夜眠不佳,乏力,胃口差,易焦虑

疾　病 ｜ 失眠

精彩导读

在中国,有近 4 亿人每天饱受失眠困扰,但失眠的危害究竟有哪些? 如何判断自己应该何时入睡? 究竟是什么引起我们失眠? 除了吃安眠药,是否我们真的束手无策? 本文简单介绍失眠,并解答相关问题,从中医角度,给出膳食治疗和手法治疗的具体方法。

生活小剧场

今天和大家聊一个关于"数绵羊"的疾病。

说到数绵羊,大家第一反应想到的是什么呢? 没错。就是失眠,小张医生就曾经历过失眠,一只羊、两只羊,数了再多,还是睡不着。

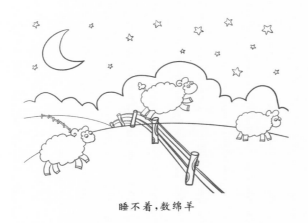

睡不着,数绵羊

1 什么是失眠?

根据 WHO 统计,2020 年,中国约有 4 亿人有失眠症状。而全世界约有 1/3 的人口曾经或正在遭受失眠困扰。虽然我们都在说失眠,但如何科学地定义失眠呢?到底如何才能判断自己是不是真的失眠呢?

我们可以从以下 3 个方面来判断:①睡眠时间小于 6 小时;②每天晚上上床以后,翻来覆去要半小时以上才能入睡;③晚上醒来 2 次以上。

当满足以上 3 点的同时,如还伴有白天不同程度的乏力、胃口差或者易焦虑、易愤怒等情况,医生就会跟你说:你的确失眠了。

2 失眠对我们的身体有哪些危害呢?

这里帮大家总结了以下几个方面,包括内分泌系统、胃肠道系统、神经系统及由于危害心血管系统而造成的生命意外。

（1）内分泌系统。失眠非常容易导致内分泌紊乱,从而加速皮肤衰老。同时它会使饥饿激素分泌增多,导致胃口更好,吃的更多,自然就更容易长胖。

（2）胃肠道系统。失眠会容易导致便秘、口臭以及胃痛、胃胀等症状。

（3）神经系统。失眠容易引发抑郁、焦虑。有文献指出,失眠人群患抑郁症的概率是正常睡眠人群的五倍以上。对中老年患者来说,失眠容易加深心理负担。反过来,心理负担也会进一步加重失眠症状。

（4）心血管系统。也是最关系到我们生命安全的一点:失眠极易导致事故发生。有调查显示,随着睡眠时间减少,我们患致死性疾病,如心肌梗死等的概率也会增高。

3 失眠如此可怕,那我们应该睡多久,每天又该几点睡呢?

这里有一个简便的记忆方法:

10,9,8,7,6,5。也就是儿童每天晚上保证 10～9 个小时的睡眠,成年人每天晚上保证 8～7 个小时的睡眠,老年人每天晚上要保证 6～5 个小时的睡眠。

你可以想象一下这样的场景:忙碌的成年人在晚上 8:30 将孩子哄睡着,而后在 9:30 时,老人伴着电视声入睡,最后到了 10 点整,成年人终于也可以踏实地上床睡一觉。怎么样,是不是很不错?

4 哪些因素会造成我们失眠呢?

（1）心理因素。过度的工作压力、各种类型的人际关系(夫妻、婆媳、同事及疾病等)、紧张焦虑的情绪等,都会造成失眠。

（2）环境因素。例如我们刚搬进新家,对居住环境不适应,又或者对新床不适应,都可能会造成失眠。

5 怎样才能拯救我们的睡眠?

这里有个"331方案"送给大家。

(1)第一个3,叫做3种习惯。

① 第一个习惯是科学的作息习惯。按照刚才10,9,8,7,6,5的睡眠时间,每天要有充足的睡眠以及正确的入睡时间。

② 第二个习惯是睡前行为习惯。

右图中的女士所做的一些睡前行为,比如喝热牛奶,听一些舒缓的歌曲,泡个脚,以及睡前洗个热水澡,都是能够养成并且温和改善睡眠的方法。

③ 第三个习惯是选择合适习惯的寝枕具。

成年人床垫不宜过硬过软。寝具选择以保暖舒适、无毒无害为主。枕具选择因人而异,如果能够适应,可以选择一些如决明子枕、荞麦枕等硬麸质类枕头,促进我们大脑的血液循环,延长我们的深度睡眠。枕中央的高度以9~10厘米为宜,减轻颈部压力,

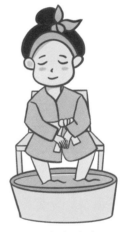

睡前泡泡脚

防止过度屈伸。同时,睡前避免环境中的噪音以及强光,促进褪黑素分泌,使我们更快入睡。

(2)第二个3,叫做3个药膳。

①第一个药膳是百合猪骨汤,能够滋阴安神,适合中老年潮热盗汗失眠的妇女朋友们。②第二个药膳是酸枣仁粥,能够养心安神,适合工作压力大、健忘多梦的上班族们。③第三个药膳是柏子仁粥,能够润肠通便安神,适合长期失眠伴有便秘的中老年朋友们。

唯爱健康『医』讲就懂

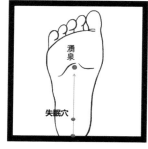

失眠穴、涌泉穴示意图

（3）最后一个 1，是指通过 1 个手法推拿两个穴位。

第一个穴位叫涌泉穴，当我们用力弯曲脚趾时，足底前部出现的凹陷，就是涌泉穴。第二个穴位，叫做失眠穴。大家不用刻意记，只要用大拇指从足跟垂直向足底的凹陷推，这样就能够同时推揉到我们的失眠穴以及涌泉穴，每天推揉 5～10 分钟，能够改善入睡困难。

希望简单易记的"331 方案"能够帮助大家晚上再也不用"数绵羊"，每晚安然入睡，白天精神百倍！

65 维生素 D，新手妈妈们 应该知道的那些事

2020 年
一等奖

作　　者：杨　帆　住院医师

指导老师：余晓丹　主任医师

单　　位：上海交通大学医学院附属上海儿童医学中心

症 状　易激惹，夜啼，多汗，枕秃，骨骼病变

疾 病　维生素 D 缺乏

 精彩导读

维生素 D 是一种脂溶性维生素，它能够帮助身体最大程度吸收钙，调节人体多种生理功能，促进宝宝健康成长。维生素 D 缺乏症是一种多发病，多见于 2 岁以下的婴幼儿。本文从维生素 D 的身份、来源和补充三个方面来揭开它的神秘面纱。

生 活 小 剧 场

门诊诊室里总会听到家长发出这样的求助："医生，我家宝宝脑袋后一圈没有头发，平时出汗多，晚上容易突然惊醒，啼哭不止，宝宝一直在补钙的，是不是补钙量不够呢？"宝宝是真的缺钙吗？补钙还是补维生素 D？鱼肝油？晒太阳？各种分不清楚？让我们一起来开启维生素 D 的探索之旅吧！

1 什么是维生素 D？

维生素 D 是一种脂溶性维生素，它能够帮助宝宝最大程度地吸收钙，调节人体多种生理功能，促进宝宝健康成长。维生素 D 缺乏是指由于太阳晒得少、摄入不足、吸收障碍及需要量增加等原因造成的体内维生素 D 不足。维生素 D 缺乏对儿童健康损害是多方面的，早期会增加宝宝呼吸道感染、肠道炎症、过敏症和哮喘的风险，宝宝常表现为食欲不振、易哭、多汗、枕秃等；随着维生素 D 来源不足的持续加剧，进入维生素 D 缺乏阶段，这个时期最突出的改变是钙磷代谢紊乱和骨健康的损害，导致佝偻病、手足搐搦症的发生，严重者出现喉痉挛甚至发生窒息导致死亡。

如果宝宝体内的维生素 D 不足，即便补充了特别多的钙，但是没有"搬运工"——维生素 D 去搬运，钙也只能在血液中四处游荡，没办法发挥作用。对于母乳量充足的婴儿来说，一般可以获得所需要钙的量，而真正容易缺乏的是搬运工维生素 D，因此预防佝偻病、手足抽搐搦症等要补充足量的维生素 D 而不是盲目补钙！

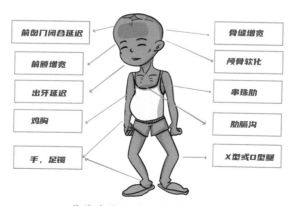

前囟门闭合延迟	骨缝增宽
前额增宽	颅骨软化
出牙延迟	串珠肋
鸡胸	肋膈沟
手，足镯	X型或O型腿

佝偻病的 10 个主要临床表现

2 维生素 D 从哪儿来呢？

维生素 D 的三个主要来源途径为：晒太阳、从少数食物中获取以及维生素 D 制剂的补充。维生素 D 还被称为"阳光维生素"，太阳紫外线 B（UVB）会促进皮肤细胞中维生素 D 的合成。蔬菜、水果、谷物中几乎不含维生素 D，深海鱼、蛋黄和动物肝脏中含有一些，但总含量并不高，且烹调食物的方法也会影响维生素 D 的含量！因此，按照我国的饮食习惯，单纯靠饮食补维生素 D 是不太现实的。

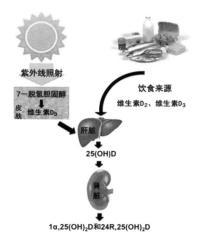

维生素 D 的来源及代谢途径

3 如何选择维生素 D？

市场上维生素 D 制剂种类繁多，维生素 D、维生素 AD、鱼肝油、鱼油，傻傻分不清楚，家长们该如何选择呢？

（1）维生素 D：人工合成制剂，主要成分为较纯粹的维生素 D_2（胆骨化醇）和维生素 D_3（麦角固醇），维生素 D_3 的活性优于维生素 D_2，更利于宝宝吸收。

（2）维生素 AD：人工合成制剂，主要成分为较纯粹的维生素 A 和维生素 D，维生素 A：维生素 D 为 3∶1，含量适中。

（3）鱼肝油：为深海鱼类的肝脏，主要含维生素 A 和维生素 D，维生素 A：维生素 D 高达 10∶1；鱼肝油为生物制剂，有可能造成宝宝过敏，且维生素 A 比例过高，并不适合婴幼儿服用。

（4）鱼油：为深海鱼类的脂肪，主要为 DHA 和 EPA。鱼油和鱼肝油虽只有一字之差,但它们的来源、成分和作用可是完全不同呢!鱼油并不能补充维生素 D 哦!

4 如何补充维生素 D?

最好在医生指导下,根据对宝宝(尤其是婴幼儿)实际情况的评估结果进行个体化补充,会更科学。2013 年中国营养学会推荐,各年龄儿童的维生素 D 适宜摄入量为每天 400 IU。宝宝生后2 周就可以开始补充维生素 D 了,足月儿每天 400 IU,早产儿每天800 IU,3 月龄时改为预防量。2 岁后,如果宝宝吃的含维生素 D的食物较多,经常外出运动晒太阳,就不用补充了;但如果宝宝挑食、不爱运动,那就需要继续补充维生素 D 至成年甚至终身。

小贴士

(1)宝宝真的缺钙吗?怎么补?

6 个月以内:需补钙 200 mg/天,奶量每天达到母乳 600 ml 或配方奶 400 ml 就可以,没有必要补钙。7~12 月龄:需钙 250 mg/天,只要奶量充足(配方奶 800~1 000 ml)也不用补钙。这个阶段还添加了辅食,饮食中含有的钙还另有增加。1 岁以后:需钙 600 mg/天,此时幼儿的饮食开始逐步向成人过渡,可以从含钙丰富的食物中获取。

(2)怎样科学晒太阳?

在家里靠着窗户优雅地晒太阳可补充不了维生素 D 哦!窗户上的玻璃能吸收绝大部分 UVB。在保证阳光和时间充足的条件下,暴露足够面积的皮肤才能有效补充维生素 D!小宝宝皮肤娇嫩,不宜长时间暴露于阳光下直晒,建议家长们在上午 8~10 点和下午 4~6 点给小宝宝晒太阳,并注意保护眼睛;另外,在稀疏的树荫下或屋檐下晒太阳也是不错的选择哦!

66　解开精神分裂症的迷思

2020 年
二等奖

作　　者：魏耀辉　住院医师
指导老师：陈　珏　主任医师
单　　位：上海交通大学医学院附属精神卫生中心

症状　幻觉，妄想

疾病　精神分裂症

📖 精彩导读

当提起"精神分裂症"，你的脑海里会想起什么？是多重人格，是情绪不稳定，还是担心他们做出一些冲动暴力的事情？本文通过一位确诊"精神分裂症"的年轻女性的故事，形象地从五个方面来为大众揭开这个疾病的神秘面纱。

生活小剧场

小沈是一名教师。她拥有一份热爱的工作、一个美满的家庭。每天单位和家两点一线，生活简单而又充实。有一天，她开始不愿意上班了，觉得有人跟踪她，想要伤害她，通过无线电波控制她；一个人的时候还能听到同事们议论她的声音，甚至看到一闪而过的影子。她惶恐不安，躲在家里不愿意出门。小沈也觉得自己出了问题，故在家人的陪伴下来到上海市精神卫生中心就医，医生的诊断是"精神分裂症"。

看到这里,请你暂停阅读:当提到精神分裂症,你的脑海里会想起什么?

我带着同样的问题询问了 50 位朋友,其中包括 20 位医学生,以下是他们的回答。

在这些回答中,我们能看到最多的是:精神分裂症患者出现了多重人格,分裂出很多身份。也有很多人表示害怕精神分裂症患者,认为他们是疯子,情绪不稳定,甚至觉得他们会做出一些冲动暴力的事情。

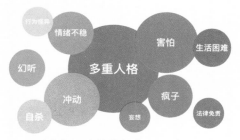

朋友们认为精神分裂症的"表现"

那么事实是怎样的呢?

1 精神分裂症不是多重人格障碍

多重人格障碍的学名是"解离性身份障碍",是一个极其罕见的疾病。我们曾经收治了一位疑似解离性身份障碍的患者,她每天早晨醒来后会有一个新的身份,有时醒来觉得自己是两个孩子的妈妈;有时醒来觉得自己是男孩子,要求去住男生病房;有时醒来会觉得自己是个蘑菇,医生们是研究她的科学家。但精神分裂症的症状与这些完全不相关。那么精神分裂症有哪些症状呢?

总体上，精神分裂症的核心特点是"幻觉妄想综合征"。顾名思义，它主要包括幻觉、妄想以及言语行为紊乱。比如最常见的幻听，患者常常能听到不存在的声音，这些声音往往会指责他、评价他、议论他，给患者造成困扰。妄想也有许多种，比如被害妄想——毫无依据地坚信自己被某些人或者组织所迫害；关系妄想——毫无缘由地感觉周围环境发生的事情都和自己有关；夸大妄想——不切实际地认为自己拥有非凡的才能、智慧、财富、地位等；物理影响妄想——觉得自己的思想、情感、行为受到某种外界力量的控制而身不由己。在这些影响下，患者也可能会出现言行紊乱，说出一些缺乏逻辑的话，做出一些其他人不常做的举动。

有一个很形象的比喻。我们所有人都会做梦，在梦里，我们能听到很多声音，看到不存在的东西，经历很多没缘由的事情，有很多看似不切实际的想法。只是我们醒来后这些都消失了，而精神分裂症患者是在清醒时经历了这些。

② 精神分裂症可以发生在任何人身上

关于精神分裂症的病因，现在有许多假说，但也都仅限于"假说"。许多家庭和谐、成长顺利的人也会患有精神疾病。换句话说，精神分裂症并不是一种选择，不管你的性别、性格、社会地位、人生经历，都有可能患病。数据显示，每 100 位成年人中就会有一位患有精神分裂症。因此，精神分裂症并不只存在于影视小说里，还真实地存在我们的生活中。

③ 暴力不是精神分裂症的症状

如果你在微博中拥有一亿关注量的某新闻主页搜索关键词"精神分裂症"，在过去的两年里，会出现 16 条相关新闻，其中 15 条是关于这个群体负面的、暴力的新闻。同样，影视作品里对精神疾病的刻画也常常充满暴力与极端。这种舆论的偏向，不仅给大众带来误解和偏见，还可能会阻止患者或其家属寻求专业帮助。研究显示：精神分裂症患者杀害陌生人的概率是一千四百万分之一，其中在这"一千四百万分之一"里，约 2/3 的犯罪者从未接受任何药物治疗。

事实上，大多数患有精神分裂症的人并不暴力。恰恰相反，精神分裂症患者更容易成为受害者而并非加害者。数据显示，每 10 位精神分裂症患者，会有 1 位因自杀身亡；另外会有 4 位至少有过一次自杀行为。所以，对疾病的控制刻不容缓，而把精神分裂症等同于暴力的导向却让许多患者拒绝接受诊断，羞于接受治疗。

④ 精神分裂症不传染

当小沈的亲友知道她患有精神分裂症时，开始不愿意与她相处，不再邀请她来家里做客，担心会给家里带来一些"不好的东西"。大家完全不用有这个顾虑：精神分裂症并不会传染。你可以放心与他们聊天、牵手、拥抱，就像你对待其他人一样。

⑤ 精神分裂症可治可控

经过合适及规范的治疗，绝大多数的患者症状都可以得到有效控制。我们有许多成熟有效的治疗方式，无论是药物治疗、物理治疗还是心理治疗，都能对疾病的控制起到很好的作用。如果你能接受糖尿病、高血压，也请你能够接受精神疾病和治疗。精神疾病不是世界末日，它是你另外一种生活方式的开始。

岁末年终，当新年的钟声敲响，小沈收到来自学生们的新年祝福与鼓励时，她告诉我她是世界上最幸福的人。我相信温暖和善意可以被传递。我们每个人都在努力寻找与这个社会友好相处的生活方式，当我们开始试着理解与尊重少数群体，就像愿意阅读这篇文章,看到这些文字的你一样,我们就会用我们的行动把这个社会变得更温暖一些。

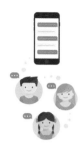

老师新年好呀!谢谢您在我最困难的时期选择相信我,鼓励我,带我从困难中走出来;新的一年我会继续加油的,老师也是哦~

来自学生的新年短信